Marianne Wiendl
Uschi Ostermeier-Sitkowski

Systemische Augentherapie

Marianne Wiendl
Uschi Ostermeier-Sitkowski

Systemische Augentherapie

Besser Sehen durch Augenaufstellungen und ganzheitliche Sehübungen

Foitzick Verlag
Augsburg

Wichtiger Hinweis: Die in diesem Buch ausgesprochenen (therapeutischen) Empfehlungen wurden von den Autorinnen nach dem aktuellen Wissensstand sorgfältig erarbeitet. Dennoch erfolgen alle Angaben ohne Gewähr. Weder die Autorinnen noch der Verlag können für eventuelle Nachteile und Schäden eine Haftung übernehmen, die aus den im Buch gemachten Hinweisen resultieren. Die in diesem Buch enthaltenen Ratschläge können und sollen keine fachliche Beratung durch Arzt oder Heilpraktiker ersetzen.

Bibliografische Information Der Deutschen Bibliothek
Die Deutsche Bibliothek verzeichnet diese Publikation in der Deutschen Nationalbibliografie; detaillierte bibliografische Daten sind im Internet über <http://dnb.ddb.de> abrufbar.

Planung: Andreas Beutel
Satz und Layout: paper-back gmbh, München
Umschlaggestaltung: paper-back gmbh, München
Druck und Bindung: AZ Druck und Datentechnik

ISBN 3-929338-60-2
1. Auflage 2006 Foitzick Verlag, Augsburg

Inhalt:

Geleitwort

„Die Augen sind das Fenster zur Seele". Der Volksmund kennt diese Weisheit seit langem. In ihrer praktischen Arbeit suchen Marianne Wiendl und Uschi Ostermeier-Sitkowski nach neuen Möglichkeiten, über die Augen die Seele zu erreichen und über die Heilung der seelischen Verletzungen auch die Augen zu einem neuen Sehen zu führen.

Sie verwenden dabei die Methode der Aufstellung als Zugang zur menschlichen Seele. „Aufstellung" bedeutet, Menschen stellen sich zur Verfügung, die seelische Struktur eines anderen Menschen widerzuspiegeln. Es gibt meines Erachtens kein besseres diagnostisches Verfahren, die psychische Struktur eines anderen Menschen zu erfassen. Gleichzeitig eröffnet dieses Vorgehen die Möglichkeit, tiefgreifende seelische Veränderungen bei einem Patienten oder Klienten zu bewirken.

Durch die Entdeckung der Spiegelnervenzellen im menschlichen Gehirn haben wir nun die Möglichkeit, das Phänomen der Aufstellung in seinen physiologischen Grundlagen besser zu verstehen. Es gibt demnach einen eigenen menschlichen Sinn für Beziehungen und unsere Augen spielen dabei eine wesentliche Rolle. Mit unseren Augen nehmen wir einen Großteil der Informationen auf, die zur Spiegelung und inneren Repräsentation anderer Menschen in uns führen. Wir nehmen von unseren Bindungs- und Beziehungsbedürfnissen geleitet, von Kindheit an das Hilfreiche und Stärkende ebenso unbewusst auf wie das Schwächende und Verstrickende. Was uns stützt, muss durch keine Therapie ans Licht geholt werden. Was uns aber schwächt, muss vom Unbewussten in das Bewusste gehoben werden, um es verändern zu können. Je früher dies geschieht, umso besser sind die Chancen, Fehlentwicklungen zu vermeiden. Die Arbeit mit Kindern ist daher bei der Erforschung der Zusammenhänge zwischen dem Sehen und der Seele ein überaus begrüßenswerter Ansatz.

Die beiden AutorInnen schlagen mit diesem Buch eine erste Brücke zwischen der Aufstellungsmethode, die sich bei vielen Symptombildern psychischer Störungen immer besser als Diagnose- und Interventionsverfahren bewährt, und den Fehlsichtigkeiten unseres menschlichen „Sehapparates", der wohl eben doch kein bloßer „Apparat" ist, sondern etwas zutiefst Beseeltes. Sie entwickeln eine neue Sichtweise über die Anomalien des Sehens und liefern in ihren Fallbeispielen kreative Hypothesen. Es sollte diesen forschend weiter nachgegangen werden.

München, Februar 2006 Prof. Dr. Franz Ruppert

Vorwort

Seit vielen Jahren gehöre ich dem Arbeitskreis „Münchner Forum für gesundes Sehen“ an, den Gisela Wesche-Nielsen mit einigen anderen Sehtrainern und Sehtrainerinnen 1990 in München gründete. In regelmäßigen Treffen tauschen wir seitdem unsere Erfahrungen und Erkenntnisse im ganzheitlichen Sehtraining aus und arbeiten gemeinsam an neuen Ansätzen und Ideen. Es ist ein Forum, in dem viele Themen rund um das Sehen besprochen werden, Experimente möglich sind und Rückmeldungen zur eigenen Arbeit gegeben werden.

Das Familien- und Organisationsaufstellen erlernte ich beim Münchner Psychologieprofessor Dr. Franz Ruppert. Durch seine besondere Art der Aufstellungsarbeit, bei der auch Gefühle ausgelagert und für sich aufgestellt werden und seine theoretischen Ausführungen, konnte ich die Zusammenhänge zwischen dem Bindungsbedürfnis des Menschen und den seelischen und körperlichen Störungen auf Grund erlebter Traumata besser verstehen. Die Arbeit mit dem systemischen Ansatz wirkte sich auf mein eigenes Sehen sehr positiv aus. Nach zahlreichen Weiterbildungen im Familien- und Organisationsaufstellen, fing ich an, im Arbeitskreis des Münchner Forums, die Aufstellungsarbeit mit dem Sehen zu verknüpfen. So stellte ich eines Tages zum ersten Mal in unserem Arbeitskreis nicht ein Familienmitglied, sondern die Augen selbst auf. Die innere Dynamik, die auf Grund dieses Ansatzes ersichtlich wurde, berührte uns sehr. Meine Arbeit wurde mehr und mehr vom systemischen Ansatz geprägt und ich entwickelte die „systemische Augentherapie“. Sie ist eine Kombination aus „Sehen lernen“ und Aufstellungsarbeit. Ich gewann viele neue Einsichten, aber auch frühere Annahmen über das Sehen bestätigten sich. Die Ursachen von Fehlsichtigkeiten und ihre Hintergründe wurden sichtbar und nachvollziehbar. Ich gründete den „Arbeitskreis für Menschen, die klarer sehen möchten". Viele konnten dort ihre Fehlsichtigkeit oder ihre Augen aufstellen und Verbesserungen wurden möglich. Theorie und Methode der systemischen Augentherapie entwickelte ich durch die Arbeit in meiner Praxis und aus den Erfahrungen, die ich bei der Leitung des „Arbeitskreises für Menschen, die klarer sehen möchten" gemacht habe. So entstand bei mir die Idee für dieses Buch. Uschi Ostermeier-Sitkowski war begeistert und wir beschlossen das Buch gemeinsam zu schreiben. Ihre langjährige Erfahrung aus vielen Seminaren und als Autorin haben mir sehr geholfen. Für ihre Unterstützung möchte ich ihr und auch dem „Münchner Forum für gesundes Sehen" an dieser Stelle herzlich danken. Außerdem bedanken möchte ich mich bei Gisela Haberer, die mich mit ihren Reflexionen und Kommentaren sehr unterstützt hat.

Das Buch besteht aus einem theoretischen Teil zur Anatomie des Auges und zur kindlichen Sehentwicklung und einem Teil zur systemischen Sichtweise. Ergänzt wird es durch die Beschreibung der Methode der „systemischen Augentherapie" anhand von Fallbeispielen aus der Praxis. Im letzten Teil finden Sie Übungen aus dem Sehtraining, die für die eigene Übungspraxis zu Hause geeignet sind. In den ersten drei Kapiteln des Buches, wird auf die jeweils zum Inhalt passende Übung im letzten Teil verwiesen.

Ich freue mich jetzt über das fertige Resultat und wünsche Ihnen viel Spaß beim Lesen.

Starnberg, Februar 2006 — Marianne Wiendl

Vorwort

Als ich kürzlich einem Freund erzählte, dass ich an einem Buch über Sehtraining schreibe, meinte er: „Was gibt es denn darüber noch zu schreiben? Es gibt doch schon so viele Bücher darüber und du hast selbst schon zwei über dieses Thema geschrieben".

Das stimmt, aber das finde ich das Wunderbare im Leben, dass es immer wieder etwas Neues zu entdecken gibt: in der Kunst, in der Musik, in der Natur, überall. Alles ist in ständigem Wandel begriffen und es ist dieser Wandel, der uns wachsen lässt, uns erweitert und bereichert.

Seit 1989 arbeite ich als Sehtrainerin, Heilpraktikerin und Yogalehrerin. Aus einem regen Austausch mit Kolleginnen und Kollegen entstand im Jahr 1990 eine Supervisionsgruppe aus der heraus sich das „Forum für Gesundes Sehen, München" gründete. Seitdem treffen wir uns regelmäßig, tauschen Erfahrungen aus und lernen voneinander. Für mich persönlich ist dieser Arbeitskreis eine wichtige Institution. Er bietet viel Raum, Neues zu probieren und in geschütztem Rahmen zu experimentieren.

Was uns verbindet ist das Sehtraining. Alle Mitglieder des Arbeitskreises arbeiten aber auch mit anderen Methoden. Ich ergänze das Sehtraining mit Autogenem Training, Akupunktur, Homöopathie und Craniosacral-Therapie.

Vor einigen Jahren stieß Marianne Wiendl zu uns und brachte viel frischen Wind in die Gruppe. Sie war gerade in Ausbildung zur systemischen Familientherapeutin. Als sie die Idee hatte, auch einmal die Augen aufzustellen, waren wir sehr neugierig. Marianne leitete uns sicher und mit viel Feinfühligkeit. Es war erstaunlich, was passierte. Etwas ganz Neues hatte sich aufgetan.

Immer wieder hatte ich in meiner Praxis erlebt, dass die Augen nicht sehen können, was die Seele nicht wahrhaben will oder kann. Wenn solche Blockaden über längere Zeit wirksam sind, werden die Augen fehlsichtig und früher oder später ist klares Sehen ohne Brille oder Kontaktlinsen nicht mehr möglich. Augenübungen sind ein wunderbares Medium, die Sehkraft zu stärken und zu verbessern. Aber erst wenn Körper- und Entspannungsübungen mit dem Aufspüren seelischer Ursachen kombiniert werden, ist wirkliche Heilung möglich.

Als Marianne Wiendl mich fragte, ob ich mit ihr zusammen ein Buch über das Aufstellen der Augen schreiben möchte, fing ich gleich Feuer. Ich fand die Idee wunderbar, diese neue und effektive Methode in dieser Form zu verbreiten. Für die fruchtbare Zusammenarbeit bei der Entstehung dieses Buches möchte ich ihr ganz herzlich danken. Besonders danken möchte ich auch den Fotomodellen Susanna und Samira Baumann und Sarah Lea Ostermeier für ihre Geduld und den Spaß, den wir bei der Aufnahme der Fotos hatten.

Nun möchte ich Sie einladen in das „Abenteuer" der seelischen Hintergründe des Sehens, wünsche Ihnen viel Spaß beim Lesen und viele neue Erkenntnisse, Einsichten und Ausblicke.

Kempten, Februar 2006 Uschi Ostermeier-Sitkowski

Sehentwicklung und Störmöglichkeiten

Anatomie des Auges

Der Sehapparat

Jeder gesunde Mensch sieht die Welt mit zwei Augen. Mit ihnen empfangen wir Lichtsignale, die in der Netzhaut zu Nervenimpulsen umgewandelt werden. Die Sehzellen der Netzhaut sind genauso aufgebaut wie die Nervenzellen in unserem Gehirn und im Rückenmark. In der Schwangerschaft werden aus dem Zellbündel des Embryo die Sehzellen nach vorne geschoben, so dass man Netzhaut und Sehnerv als eine Ausstülpung unseres Gehirnes betrachten kann – quasi die Außenstelle unserer Schaltzentrale.

Um ein scharfes Bild zu erhalten, muss das Licht möglichst genau auf die Makula fallen, die Stelle des schärfsten Sehens in der Netzhaut. Funktioniert dies gut, werden optimale Daten an das Gehirn weitergeleitet und zu einem visuellen Eindruck verschaltet.

Die Hornhaut und die Linse sind dafür verantwortlich, das Licht so zu brechen, dass es möglichst exakt auf die Makula trifft. Der Sehnerv schaltet die Sehimpulse über die Sehnervenkreuzung an das Gehirn weiter. Schon hier findet die erste Selektion statt, denn die Netzhaut leitet nur einen kleinen Teil der ankommenden Signale weiter.

Für das Sehen ist es wichtig, dass die Koordination der beiden Augen aufeinander abgestimmt ist. Möglichst gleiche Bilder in beiden Augen erleichtern dem Sehzentrum den Abgleich der Daten. Im Gehirn werden die einzelnen

Nervenzellen in den verschiedenen Arealen zu einem visuellen Seheindruck, zu einem Bild, verschaltet.

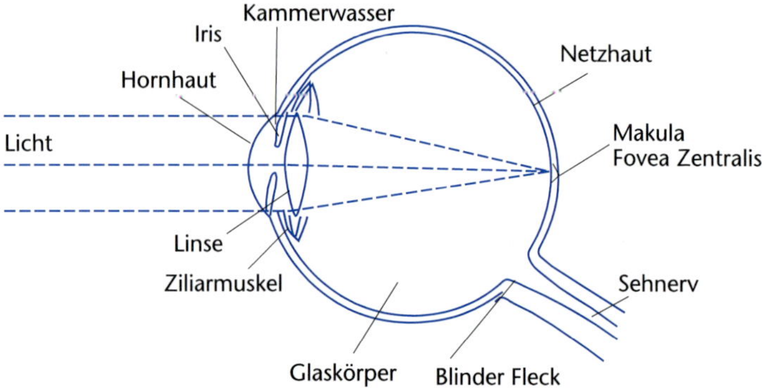

Aufbau des Auges. Ein Lichtstrahl wird durch Hornhaut und Linse gebrochen und trifft auf die Netzhaut.

Linse und Akkommodation

Nah-Fern Schwung, siehe Seite 130 (Übung 1)

Die Augen haben die Fähigkeit, sich auf verschiedenste Entfernungen einzustellen. Dazu benötigen sie eine flexible Linse. Geht der Blick in die Nähe, muss die Brechkraft erhöht werden. Dafür wird die Linse durch den Ziliarmuskel gewölbt, das Auge akkommodiert. Wenn die Augen in die Ferne schauen, entspannt sich der Ziliarmuskel und damit die Linse. Sie wird flach. So trifft das Licht immer genau richtig auf die Makula, den gelben Fleck auf der Netzhaut.

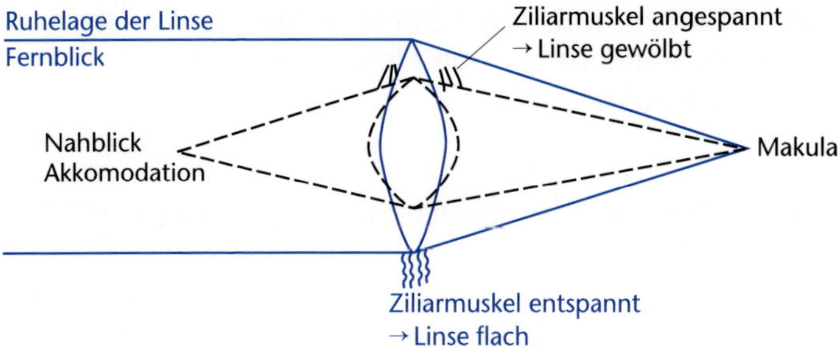

Linse in Anspannung (Nahblick) und Ruhelage (Fernblick)

Die Netzhaut

Die Netzhaut besteht aus vielen Sehnervenzellen. Es gibt die Zapfen, die feinste Details und Farben wahrnehmen, auf schwaches Licht aber kaum reagieren, und es gibt die Stäbchen, die für das Dämmerungs-Sehen, das Schwarz-Weiß-Sehen, verantwortlich sind. Die Stäbchen kommen in einer weit größeren Zahl vor und reagieren nicht bei zu heller Beleuchtung. Vereinzelte Zapfen sind über die ganze Netzhaut verteilt, erreichen aber in der Makula, die von manchen auch Fovea centralis genannt wird, ihre höchste Dichte.

Eine Sehnervenzelle wird durch Licht aktiviert und wandelt dieses in Nervenimpulse um. Während dieses Umwandlungs-Prozesses kann die Sehnervenzelle keine neuen Lichtimpulse empfangen. Zur Entspannung der Zelle schickt das Gehirn die entsprechende Komplementärfarbe. Erst dann kann die Sehnervenzelle neue Signale verarbeiten.

Nachbilder, siehe Seite 133 (Übung 2)

Wahrnehmbar wird dieser Effekt, wenn Sie die Übungen zu den Nachbildern ausprobieren. Außerdem stärken diese Übungen Ihre Netzhaut.

Koordination der beiden Augen (Vergenz)

Die Koordination der Bewegung unserer Augen ist von enormer Wichtigkeit für das Sehen. Diese geschieht mit Hilfe der sechs Augenmuskeln, den schnellsten Muskeln unseres Körpers. Ein eigenes Areal im Gehirn steuert und koordiniert deren Bewegungen. Fixiert der Mensch in der Nähe einen Gegenstand, müssen die Augen möglichst exakt konvergieren, also sich nach innen richten. Beim Blick in die Ferne stellen sich die Augen parallel. Je exakter dies möglich ist, desto leichter fällt es dem Gehirn, die beiden Bilder, die jeweils auf der Netzhaut der Augen entstehen, zu einem gemeinsamen Bild zu verschmelzen.

Mit der Blicksteuerung ist auch die Akkommodation gekoppelt. Das Auge weiß, wenn sich die Augen nach innen richten, also konvergieren, muss es sich um einen Gegenstand in der Nähe handeln. Der Ziliarmuskel wird sich daraufhin anspannen, die Linse wird dick, sie wölbt sich, das Auge akkommodiert. Das Gleiche gilt für die Ferne: die Augen divergieren und stehen dann parallel. Dabei lässt der Ziliarmuskel los und die Linse wird flach. Der Blick in die Ferne bedeutet Entspannung für das ganze Sehsystem.

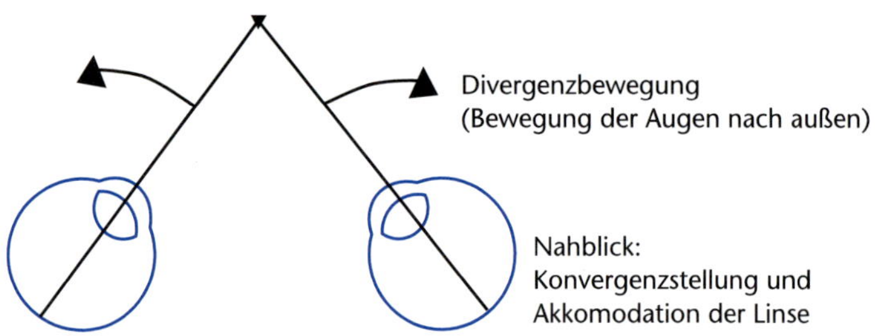

Nahblick mit nach innen gestellten Augen und angespannter Linse.

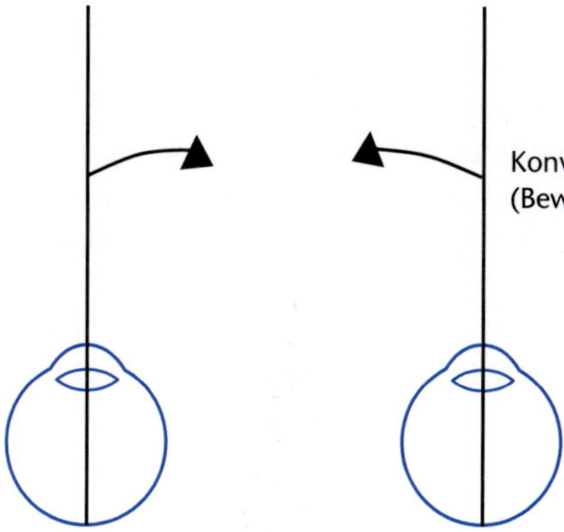

Fernblick mit Parallelstellung der Augen und entspannter Linse.

Fingertor, siehe Seite 138
Perlenschnur, siehe Seite 140
Loch in der Hand, siehe Seite 142 (Übung 3)

Abdecktest

Zwei Personen sitzen einander gegenüber. Die Testperson wird aufgefordert ein Objekt, etwa einen Stift, zu fixieren. Dann deckt der Partner ein Auge zu und wieder auf, z. B. mit einem Kochlöffel. Dabei beobachtet er das frei werdende Auge. Ist bei diesem unmittelbar nach dem Abdecken eine Einstellbewegung des Auges zur Fixation zu erkennen, deutet dies auf eine Störung der Koordination der Augen hin. Das Auge hat während des Abdeckens nicht am beidäugigen Sehen teilgenommen. In diesen Fällen wird beim Fixieren eines Objektes die Augeneinstellung vom Gehirn oder von den Augenmuskeln nicht exakt ausgeführt. Wichtig ist es beide Augen zu testen.

Fusion

Das Gehirn empfängt von jedem der zwei Augen ein Bild. Diese Bilder werden im Sehzentrum zu einem verschmolzen, fusioniert. Sind die beiden Bilder zu unterschiedlich oder ist die Einstellung der Augen nicht korrekt, gelingt die Fusion nur teilweise bzw. gar nicht. Der Gesamteindruck wird unruhig und unscharf oder es kommt bei schweren Fehlern zu Doppelbildern. Um Doppelbilder zu vermeiden, unterdrückt das Gehirn die Bilder des einen Auges. Für das Sehen ist dann nur noch das andere Auge maßgeblich.

Visuelles Greifen

Funktionaloptometristen, also Optiker, die ein spezielles Visualtraining anbieten, sprechen beim Sehen vom „visuellen Greifen", dem Zusammenspiel von Vergenz, Akkommodation und Fusion. Ist einer der drei Bereiche nicht richtig angelegt, kommt es beim Sehen zu Schwierigkeiten. Viele Folgeerscheinungen, wie Probleme beim Lesen lernen, beruhen auf einem nicht korrekten visuellen Greifen. Dieses kann man über ein spezielles Training verfeinern und erlernen.

Das Sehzentrum

Die bewusste Sehempfindung entsteht aber weder in den Augen noch auf der Netzhaut, sondern erst im Gehirn. Die umgewandelten Lichtimpulse gehen durch den jeweiligen Sehnerv, kreuzen sich an der Sehnervenkreuzung, dem Chiasma Opticum, und werden dann über das primäre Sehzentrum (Kniebeinhöcker) und die Sehstrahlung, eine spezielle Nervenverbindung, in das Sehzentrum geleitet, das im Hinterkopf liegt. In der Sehrinde werden die Sehimpulse verschaltet, zwischen rechts und links abgeglichen, analysiert und weitergeschickt. Sie aktivieren entsprechende Regionen der Muskeln, des Hörens, des Schmeckens und Riechens, sowie das Sprachzentrum. An der Bildinterpretation sind dann all diese Bereiche des

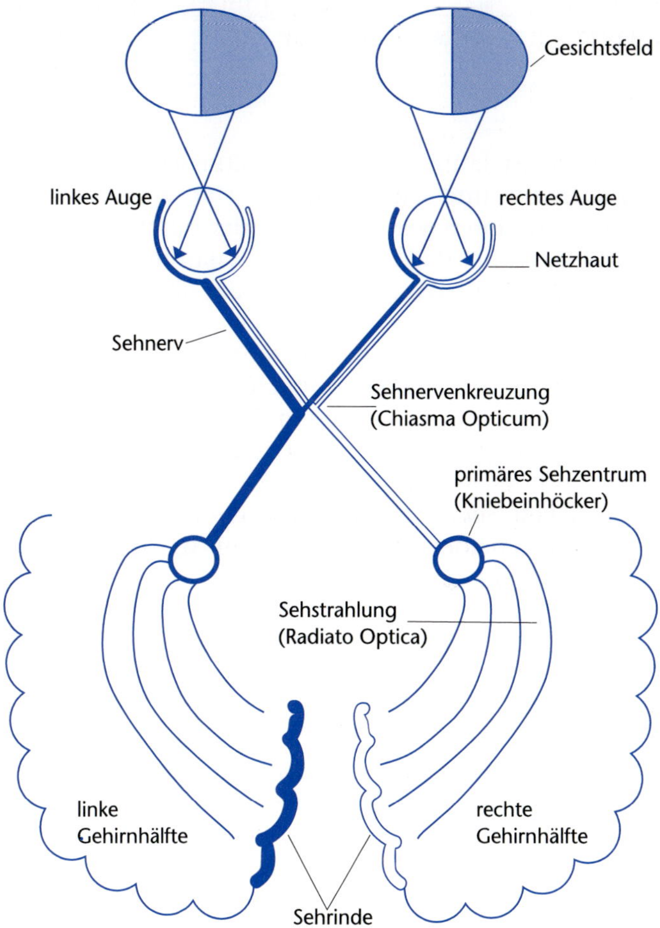

Bestandteile des Sehzentrums. Seheindrücke im rechten Gesichtsfeld (dunkel schraffierte Flächen) werden auf der linken Seite der Netzhaut abgebildet und in der linken Gehirnhälfte verarbeitet.

Gehirns beteiligt, alle sind miteinander verbunden. Nur so ist es möglich, dass beim Visualisieren einer Zitrone, zusätzlich zum Bild, der Geschmack im Mund gespürt und der Duft der Zitrone gerochen wird.

Visualisieren, siehe Seite 143 (Übung 4)

Das Gehirn ist fähig, kleine Unterschiede der Augen zu komplettieren und zu ergänzen. Hat eine Netzhaut Narben, z. B. durch Verletzungen oder durch eine Laseroperation, ergänzt das Gehirn die vernarbten Stellen mit den Daten des anderen Auges. Auch der blinde Fleck – die Stelle, an der der Sehnerv austritt – wird so ausgeglichen. So entsteht das Gefühl, alles zu sehen. Unreinheiten im Glaskörper, die manche als „Mouche volantes", fliegende Mücken, wahrnehmen, werden im Normalfall als unwichtig unterdrückt. Das Gehirn selektiert sehr genau das, was für uns von Bedeutung ist und zwar sowohl auf der rein anatomischen Ebene, als auch auf der Ebene des Unbewussten. Entscheidend für unser Sehen ist, worauf wir unsere Aufmerksamkeit richten. Wenn ich im Gespräch vertieft eine Straße entlang laufe, kann ich meinen besten Freund übersehen. Fährt aber ein Auto direkt auf mich zu, wird das Gehirn in der Regel diesem Ereignis eine so hohe Priorität geben, dass ich es trotz angeregter Unterhaltung wahrnehme und reagieren kann. Deshalb hat Sehen auch immer etwas mit Aufmerksamkeit und Präsenz zu tun. Dabei achtet das Gehirn vor allem auf Veränderungen. Der Anfang und das Ende eines Prozesses sind maßgeblich für die Aufmerksamkeit. Geht plötzlich das Licht an, bemerken wir dieses. Ist es die ganze Zeit hell, hat das für uns keine Bedeutung. Nur einen Bruchteil von dem, was um uns vorgeht, sehen wir bewusst.

Das Phänomen des blinden Flecks

Mit einem Wattestäbchen können Sie sich den blinden Fleck, den Sie normalerweise nicht erkennen, bewusst machen. Dazu schließen Sie z. B. das linke Auge und richten das andere auf einen kleinen Gegenstand am Ende des Zimmers. Jetzt bewegen Sie das Stäbchen exakt horizontal in Armlänge nach rechts, das linke Auge bleibt dabei geschlossen, während das rechte weiterhin den Gegenstand in der Ferne fixiert. Bei ca. 18 Grad nach außen wird das Watteballchen verschwinden.

Das visuelle System galt lange Zeit als unveränderlich. Das Gehirn hat aber neben einem klaren Bauplan auch ein erstaunliches Maß an Flexibilität. Es kann seine Struktur den jeweiligen Anforderungen anpassen. Zum Beispiel kann man nach Läsionen, kleinen Verletzungen des visuellen Systems durch Schlaganfall oder durch Unfall, die Erblindung oder auch Einschränkung des Sehens, durch systematisches und vor allem durch regelmäßiges Training verhindern. Sehtraining wirkt hier, auch wenn die Verletzung schon Jahre zurückliegt. Das Gehirn nutzt sämtliche Lern- und Wahrnehmungsmechanismen, um den Schaden auszugleichen.

Physiologische Entwicklung der Augen

Ein Kind, das auf die Welt kommt, hat noch keinen voll entwickelten Sehapparat. Es muss das Sehen erst lernen. Die Nervenbahnen sind nur rudimentär vorhanden und werden mit der Zeit so verschaltet, dass ein exaktes Sehen möglich ist. Sehen ist ein aktiver Prozess. Die Länge des Augapfels verändert sich im Laufe des Lebens. So wie das

Kind, bis es erwachsen ist, wächst, muss auch das Auge von anfänglichen 17 Millimeter auf etwa 24 Millimeter wachsen. Damit ein Kind mit etwa acht Jahren eine optimale Sehkraft erreicht, ist ein fein abgestimmtes Zusammenspiel zwischen Auge und Gehirn für das Wachstum des Glaskörpers notwendig. Man nennt dies den Emmetropisierungsprozess. Ist der Glaskörper ein Zehntelmillimeter zu lang oder zu kurz, kommt es zu unscharfen Bildern. Die Sehentwicklung eines Kindes verläuft in den ersten Lebensjahren sehr schnell, während die Entwicklung der Feinabstimmung der Sehschärfe und die der Blicksteuerung noch während der ganzen Schulzeit stattfinden. Diese beiden Entwicklungen kann man noch im Erwachsenen-Alter durch Üben positiv beeinflussen.

Schwangerschaft, Geburt und die ersten Monate

In der dritten Woche der Schwangerschaft werden die Augen angelegt. Dabei wird vom Gehirn ein Teil nach vorne gestülpt. Diese Nervenzellen spezialisieren sich dann später zu Sehnervenzellen, zur Netzhaut. Über die Sehnerven bleibt dieser Teil mit dem Gehirn verbunden.

Bei der Geburt erkennt der Säugling die Umwelt nur schemenhaft. Er unterscheidet hell und dunkel und reagiert auf Bewegung. Am Anfang geschieht das Sehen also vor allem mit den Stäbchen. Das Fixieren und die Augenstellungen müssen erst durch ständiges Ausprobieren und Üben erlernt werden. Auch die Sehstärke entwickelt sich erst mit der Zeit. Die Stelle des schärfsten Sehens, in der vorwiegend Zäpfchen zu finden sind, muss aktiviert werden. Das Farbensehen bildet sich innerhalb der ersten vier Lebensmonate. Zu Beginn ist die Sehschärfe noch sehr gering, eine Akkommodation nicht möglich.

Mit anderthalb Monaten wird die Fixierung immer stabiler, das Kind erkennt jetzt schon Gesichter und kann große, bunte Objekte verfolgen. Es beginnt nun bewusst mit den Augen Kontakt zur Mutter und weiteren Bezugspersonen aufzunehmen.

Die Sehschärfe wird mit der Zeit erheblich verfeinert, räumliches Sehen entsteht, Farbunterscheidungen werden möglich und die Hand-Augen-Koordination immer bewusster. Auch das Hören entwickelt sich in diesem Zeitraum. Geräusche werden geortet, der Kopf entsprechend gedreht. Es gibt eine wechselseitige Entwicklung zwischen Hören und Sehen. In diesem Alter haben die Augenmuskeln schon einiges gelernt. Schielen ist nur noch bei Müdigkeit zu erkennen, ansonsten stehen die Augen parallel und bewegen sich koordiniert.

Ab dem 6. Monat

Mit sechs Monaten kann das Baby schon Gegenstände wie Bälle fixieren und verfolgen. Die Hand-Augen-Koordination ist jetzt voll ausgebildet und bewusst. In dieser Phase kann das Kind gezielt greifen und steckt sämtliche Gegenstände, die es findet, in den Mund. Mit allen Sinnen wird die Umgebung wahrgenommen, das Gehirn lernt dabei, diese in ihrer Vielfalt zu erfassen und speichert diese Erfahrungen.

Die Bewegungen der Eltern werden jetzt aufmerksam beobachtet. Während das Kind nach seiner Geburt alles als eines empfunden hat, beginnt es jetzt zu differenzieren: Das gehört zu mir – das gehört zu anderen. Im ersten halben Jahr werden die Bewegungen noch nicht gleichzeitig mit beiden Gehirnhälften gesteuert. Das Kind ist noch homolateral, also einseitig koordiniert.

Überprüfung der Augenbeweglichkeit

Eltern können die Augenbeweglichkeit ihres Kindes überprüfen, indem sie ein Objekt, z. B. einen Ball, von außen in das Gesichtsfeld des Babys bringen und dabei Kopf und Augen beobachten. Das Köpfchen und auch die Augen sollten sich diesem zuwenden. Ab dem 6. Monat ist das Verfolgen eines Gegenstandes nur mit den Augen möglich.

In dieser Zeit entwickelt sich das Gleichgewichtssystem. Die Nackenmuskulatur lernt, den Kopf gerade zu halten, auch wenn sich der Körper bewegt. Die ruhige Lage des Kopfes ist zur Entwicklung der Makula notwendig. Ein wackliges Bild verhindert ihre optimale Entwicklung.

Krabbelphase

In der 2. Hälfte des ersten Lebensjahres beginnt die Krabbelphase. Um diese zu ermöglichen, wird ein wichtiger Entwicklungsschritt notwendig: Bisher lebensnotwendige Reflexe müssen jetzt gehemmt werden. Der Säugling nutzte den Greifreflex, den Saugreflex, den Nackenreflex und einige andere. Durch diese Reflexe wurden die Bewegungen seines Körpers, seiner Arme und Beine vorwiegend unwillkürlich gesteuert.

Wichtig für die Krabbelphase ist die korrekte Hemmung des Nackenreflexes. Dieser bewirkte, dass bei Bewegung des Kopfes, die Arme und Beine reflexartig gestreckt bzw. gebeugt wurden. Dadurch wurde schon im Mutterleib der Muskeltonus trainiert und das Gleichgewichtsorgan angeregt. Für die Geburt und später für die ersten Bewegungsabläufe ist dieser Reflex ein wichtiger Auslöser. Auch die erste Hand-Augen-Koordination wird durch diesen Reflex angeregt. Doch ab dem 6. Lebensmonat hat er seine Aufgabe erfüllt. Er wird nun gehemmt. Jetzt können gesunde Babys trotz Kopfdrehung weitere Bewegungsmuster ausführen. Bleibt der Nackenreflex bestehen, kann sich dies auf das Krabbeln auswirken. Wird der Reflex nach dem 6. Lebensmonat nur unzureichend eingestellt, ist es für das Baby unmöglich, in einer fließenden Kreuzmusterbewegung auf dem Bauch zu kriechen. Das Krabbeln wird verhindert oder erschwert und das Kind richtet sich zu schnell auf.

Das Krabbeln aber ist ein wichtiger Schritt zur Entwicklung des Gehirns. Ein Beispiel: Das Kind bewegt sich auf dem Boden, einem Gegenstand entgegen und hält dabei den Kopf möglichst ruhig. Es ergreift den Gegenstand mit den Augen, fixiert diesen. Je besser das Kind dabei den Kopf selbstständig ruhig hält, desto weniger wackelt das Bild. Die Fovea centralis und das beidäugige Sehen können sich entwickeln. Zu frühes Laufen stört diesen Prozess.

Krabbelspiele mit Kindern, siehe Seite 149
Überkreuzbewegung, siehe Seite 147 (Übung 5)

Mit Hilfe des Krabbelns trainiert das Baby außerdem die Kommunikation zwischen rechter und linker Gehirnhälfte. Nur wenn hier möglichst viele Verbindungen zwischen rechts und links entstehen, kann der Mensch später seine volle Gehirnleistung ausschöpfen. Die Verbindung zwischen den beiden Gehirnhälften heißt corpus callosum. Sämtliche Signale, die zur Steuerung zwischen rechter und linker Körperhälfte nötig sind, verlaufen hierdurch und damit alle Signale, die Bewegungen des Körpers, das Sehen und das Hören ermöglichen. Sogar das Denken geht zwischen beiden Gehirnhälften hin und her – wie in einem Zwiegespräch. Die rechte Gehirnhälfte ist für unser bildhaftes, emotionales Denken zuständig, die linke für das logische, vernunftmäßige Denken. Am Anfang ist diese Verbindung nur rudimentär angelegt und muss durch Lernen und Üben entwickelt werden. Am besten geht dies über die Motorik. Überkreuzbewegungen, wie das Krabbeln, trainieren immer wieder die Verbindung zwischen rechts und links. Wenn das Kind seine rechte Hand nach vorne bewegt, wird dies durch die linke Gehirnhälfte gesteuert, bewegt es gleichzeitig sein linkes Bein, wird die rechte Gehirnhälfte aktiviert. Die gleichzeitige Bewegung von rechter Hand und linkem Bein gelingt nur durch den koordinierten Austausch der beiden Gehirnhälften. Auch in hohem Alter kann man durch Koordinations- und Bewegungsübungen das Gehirn und damit das Denken fit halten. Überkreuzbewegungen halten jung und flexibel.

Das Krabbeln übt zusätzlich das Einstellen der Linse auf Nah und Fern. Das Kind verfolgt mit den Augen seine kleine Hand und damit eine Bewegung, die von der Nähe in die Ferne geht. Die Akkommodation und Fixation der Augen wird auf diese Weise immer wieder angeregt und trainiert. Ein weiterer wichtiger Schritt für eine gute Sehkraft.

In dieser Zeit entwickelt das Kind die Dominanz einer Körperseite. So wie es später eine „Schreibhand" haben wird, übernimmt nun auch ein Auge die Führung und wird dominant. Bei Augen, Ohren, Händen, Beinen, ja sogar bei den beiden Gehirnhälften gibt es eine bevorzugte Seite.

Feststellen des Führungsauges

Sie können herausfinden, welches Auge Ihr dominantes Auge ist, indem Sie ein Objekt in der Ferne fixieren. Dabei halten Sie beide Arme ausgestreckt und bilden mit Ihren Händen eine kleine Öffnung. Jetzt bringen Sie die Öffnung mit dem fixierten Gegenstand in eine Linie. Beim Schließen eines Auges werden Sie feststellen, dass ein Auge weiterhin den Gegenstand durch die Öffnung sieht, während beim anderen das Objekt herausspringt. Das sehende Auge ist das Führungsauge.

Die Ausbildung einer dominanten Seite ist wichtig. Denn beim Fangen, Greifen und auch beim Sehen entscheidet die dominante Seite, wie die Bewegungen zu koordinieren sind. Ist dies nicht ordentlich angelegt, ist die Wahl nicht automatisiert. In der Folge zögert das Kind bei jeder Bewegung. Der Bewegungsablauf wird erschwert oder sogar eingeschränkt. Die Augen vollbringen dann z. B. keine fließende Bewegung über die Mittellinie von rechts nach links. Genau diese Bewegung wird aber später beim Lesen benötigt. Leseschwierigkeiten können also ihren Ursprung in der Krabbelphase haben. Ist dies der Fall, sollte der Leseanfänger seine Rechts-Links-Koordination durch Überkreuzübungen und Koordinationsspiele trainieren.

Ballspiele mit Kindern, siehe Seite 150
Luftballons, siehe Seite 156 (Übung 6)

Mit neun Monaten kann ein Kind mit Daumen und Zeigefinger kleinste Gegenstände greifen. Die Hand-Augen-Koordination ist schon sehr bewusst. Das Sehvermögen ist bis zum 1. Geburtstag so entwickelt, dass ein dreidimensionales Gesamtbild beim Sehen entsteht.

Zweites bis drittes Lebensjahr

Im Laufe des zweiten Lebensjahres verfeinert sich das Zusammenspiel der Sinne. Bisher hat das Kind seine Umgebung hauptsächlich durch Fühlen und Spüren erfasst. Über das Tasten überprüft es laufend die visuelle Wahrnehmung. Innere Bilder zu den Gegenständen werden im Gehirn vernetzt mit sämtlichen Sinnen abgelegt. Stelle ich mir später ein Stück Schokolade vor, kann ich es innerlich sehen, riechen, spüren und sogar schmecken.

Interessante Dinge kann ein Kind mit zwei Jahren gezielt greifen, Grob- und Feinmotorik machen große Fortschritte. Es kann laufen und bestimmt seine Bewegungen schon sehr bewusst, wie zum Beispiel beim selbstständigen Essen und Trinken. Vor allem das Matschen und Experimentieren beim Essen, aber auch im Sandkasten macht allen Kindern jetzt sehr viel Spaß. In diesem Alter erkennen Kinder Bilder und lernen diese zu benennen. Farben können unterschieden und geordnet werden. Der optische Sinn bestimmt das Handeln. Kinder mit Sehbehinderung haben meist auch Schwierigkeiten bei der motorischen Entwicklung und müssen unbedingt gezielt gefördert werden, um Defizite zu vermeiden.

Mit der Entwicklung der Bewegungen beginnt zeitgleich die Sprachentwicklung. Dabei ist der Augenkontakt von großer Bedeutung. Fehlt dieser, kann es zu einer Verzögerung der Sprachentwicklung kommen. Das Kind muss die Lippenbewegungen beim Hören verfolgen können, um die Laute fehlerfrei nachzubilden. Im Alter von zwei Jahren beginnen gesunde Kinder, einfache Sätze zu bilden und Fragen zu beantworten.

Spätestens mit vier Jahren sollte die Netzhaut mit dem Sehzentrum so verschaltet sein, dass 100-prozentiges Sehen möglich ist. Dabei ist die kindliche Sicht am Anfang eher weitsichtig und reguliert sich erst im Laufe der Zeit. Der Augapfel muss mitziehen und dementsprechend wachsen. Das Kind erkennt in größerer Entfernung als die Eltern Gegenstände noch klar. Die Faszination in der Ferne zu beobachten, nimmt aber noch vor dem Schulalter ab.

In diese Zeit fällt auch die Entdeckung des „Ich". Dem Kind wird bewusst, dass es eine eigenständige Persönlichkeit ist. Es fängt jetzt an, den Unterschied zwischen innen und außen, unten und oben, vorne und hinten zu erfassen. Es beginnt, „Ich" zu sagen. Die selbstständige Fortbewegung ist Voraussetzung für die Entwicklung des räumlichen Sehens und die eigene Orientierung. Wiederholungen von Bewegungsabläufen wie das Runterspringen von einem Mäuerchen, das Rückwärts Gehen und Balancieren, dienen dem Üben und Lernen von Abmessungen und Entfernungen. Inzwischen ist es wissenschaftlich allgemein anerkannt, dass auch motorische Fertigkeiten eine Voraussetzung dafür sind, Lesen und Rechnen zu erlernen. Die Entwicklung aller Sinne, der Bewegung und des Denkvermögens sind miteinander verknüpft. Das Erlernen der Sprache verbindet das Sehen mit dem Denken. Das Gehör verfeinert sich in dieser Phase.

Hand-Augen-Koordination

Sie können die Hand-Augen-Koordination testen, indem Sie Ihrem Kind kleine Gegenstände anbieten. Wonach greift es? Greift es auch zuverlässig zu, wenn ein Auge abgedeckt wird?

Kindergartenzeit

In diesem Alter kann ein Kind auf einem Bein hüpfen und einige Sekunden einbeinig stehen. Es hat keine Probleme auf einem Balken zu balancieren oder rückwärts zu gehen. Überkreuzbewegungen machen ihm Spaß. Es lernt einfache Bilder malen, mit der Schere schneiden und vieles mehr. Augen und Bewegungen werden miteinander geübt und aufeinander abgestimmt.

Ab dem 4. Lebensjahr ist es möglich, beim Augenarzt oder Optiker die Sehstärke ihres Kindes zu messen. Das Kind kann jetzt schon Gegenstände benennen und ist in der Lage Anweisungen zu befolgen.

Die Sehstärke bzw. der Visus, benennt wieweit die Netzhaut fähig ist stärkste Kontraste aufzulösen. Je genauer das Auge bzw. die Makula fähig ist diese Kontraste zu erkennen, desto besser ist der Visus. Ist die Brechkraft vermindert, oder die Linse bzw. die Netzhaut geschädigt, hat der

Mensch nur noch eine eingeschränkte Sehkraft. Bei Brechungsfehlern, auch Refraktionsfehler genannt, gleicht der Augenarzt diese mit Hilfe von Brillen aus. Geprüft wird mit den verschiedensten Sehtafeln. An Hand der Zeichen die erkannt werden, wird die Sehschärfe bzw. der Visus, festgestellt. 100 Prozent Sehstärke entspricht dem Unterscheiden von zwei Strichen, die eine Winkelminute voneinander entfernt sind.

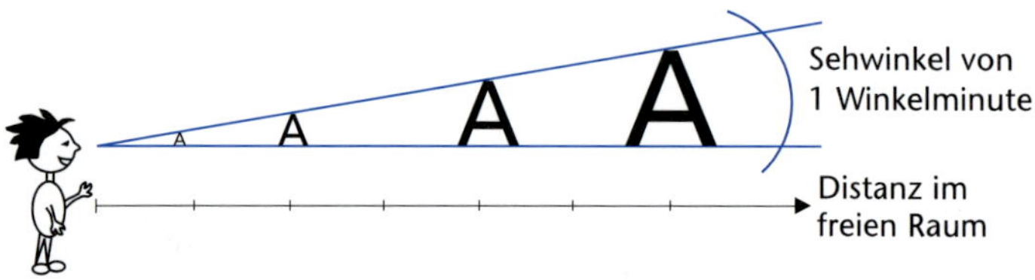

Messung der Sehstärke.100% Visus entspricht dem Erkennen von zwei Punkten, die eine Winkelminute entfernt sind.

Für Kinder sind Sehtafeln, die abstrakte Zeichen zeigen, wie zum Beispiel die Landolt-Ringe (Kreise mit Öffnungen in den verschiedenen Richtungen) am besten geeignet. Das Gedächtnis spielt eine große Rolle beim Sehen. Ein Kind, das noch nicht gelernt hat Bildern Worte zuzuordnen, wird in der Zwei-Dimensionalität, z. B. ein Haus, nicht erkennen und deshalb falsch benennen. Umgekehrt kann ein geschultes Kind Gegenstände so wahrnehmen und ergänzen, dass der Sehfehler nicht entdeckt wird.

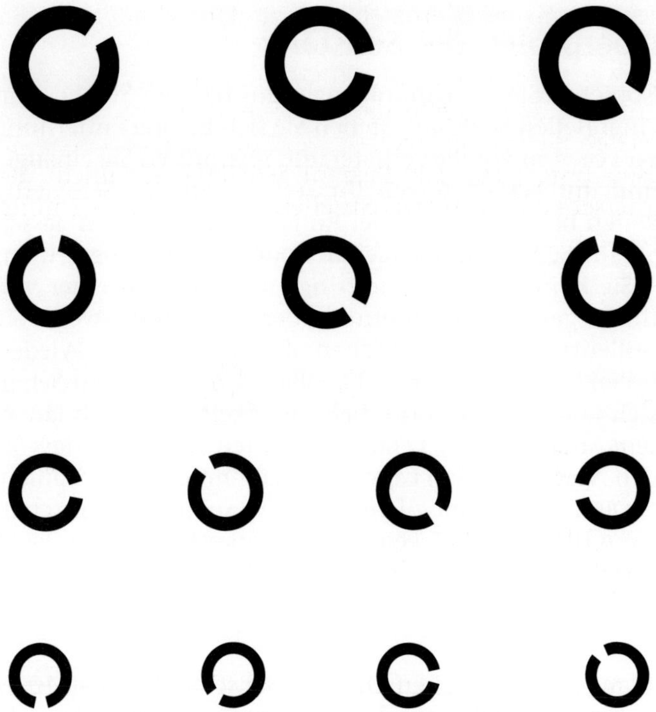

Sehtest mit Landoltringen.

Überprüfen der Sehstärke

Kopieren Sie die Landoltringe und hängen Sie diese an einer hellen Stelle auf. Stellen Sie sich in eine Entfernung von ca. 4 m vor die Sehtafel und überprüfen Sie einäugig und mit beiden Augen Ihr Sehen. Falls Sie Schwierigkeiten beim Erkennen der Ringöffnungen haben, lassen Sie Ihr Sehen beim Augenarzt oder Optiker überprüfen.

Sie können die Landoltringe aber auch in einer von Ihnen gewählten Entfernung benützen und – wenn Sie Brillenträger sind – Ihr Sehen ohne Brille testen. Wiederholen Sie diesen Test und beobachten Sie, wie Ihr Sehen sich je nach Tagesform, Befindlichkeit oder nach längerem Augentraining verändert. Achten Sie darauf, dass Sie den Abstand zu den Landoltringen immer gleich wählen.

Dieser Test ermöglicht nur eine subjektive Einschätzung Ihrer Sehfähigkeit, eine genaue Visusangabe kann nur der Optiker bzw. Augenarzt vornehmen.

Bislang hielt die Wissenschaft die Sehschärfe ab dem 10. Lebensjahr für voll entwickelt. Neueste Untersuchungen haben aber gezeigt, dass die korrekt ausgebildete Koordination und Steuerung der Blickrichtung erst im Alter zwischen 17 und 20 Jahren vollständig abgeschlossen sind. Dadurch sind für Kinder und Jugendliche einfache Sehleistungen oft nur mit hohem Energieaufwand möglich. Dies macht sich vor allem beim Lesenlernen bemerkbar. Bei Kindern mit Lese-Rechtschreib-Schwäche findet man gehäuft Probleme in der Blicksteuerung. Übt man diese, verbessert sich das gesamte Schriftbild und das Lesen wird leichter.

Das Zusammenspiel zwischen Augen und Gehirn

Blicksteuerung

Die Blicksteuerung beschreibt die Koordination der Augen nochmals genauer. Das bedeutet, die Augen können sich auf einen ausgewählten Gegenstand einstellen und ihn fixieren. Zuerst fixiert das Führungsauge das Objekt für den Bruchteil einer Sekunde alleine, dann folgt das andere Auge unmittelbar und deckungsgleich. Ist die visuelle Lateralität, die Bestimmung eines Führungsauges, nicht vollständig ausgeprägt, kann es zu einer wechselseitigen Führung der Augen kommen. Daraus folgt ein kurzes Zögern bei der Fixation und damit im schlechtesten Fall ein verschwommenes Bild. Wieder zeigen sich die Probleme vor allem beim Lesen- und Schreibenlernen. Auch die Akkommodation des Auges wird durch eine mangelnde Blicksteuerung nicht korrekt angeregt.

Wechsel zwischen Fixation und Peripherie,
siehe Seite 157 (Übung 7)

Überprüfung des beidäugigen Sehens

Der Untersucher hält in Augenhöhe des Kindes einen Stift. Es soll nun mit dem stumpfen Ende eines weiteren Bleistiftes die Spitze des ersten treffen. Der Test wird erst binokular durchgeführt, also mit beiden Augen, dann monokular, mit einem Auge. Mit beiden Augen sollte diese Übung leicht von der Hand gehen. Beim monokularen Test ist es normalerweise schwieriger den Stift zu treffen. Sollte dies leichter möglich sein als mit beiden Augen, kann man von einer Störung im beidäugigen Sehen oder bei der Fusion ausgehen.

Die Augen sind ständig in Bewegung, je mehr desto besser für das Sehzentrum. Diese Mikrobewegungen der Augen finden drei- bis fünfmal pro Sekunde statt und haben einen großen Einfluss auf die Sehschärfe. Die Eigenbewegung der Augen nennt man Sakkaden. Die Fixation ist das Festhalten eines Gegenstandes mit den Augen, während die Sakkade, Entspannen, Loslassen, bedeutet. Für die beiden Funktionen sind jeweils verschiedene Gehirnareale verantwortlich. Die Augen wechseln immer zwischen Sakkade und Fixation. Durch die Fixation stabilisiert sich die Blickrichtung. In der Pause, der Sakkade, können sich die Sehnervenzellen entspannen und sind somit wieder empfangsbereit für neue Impulse. Dieser Wechsel zwischen Anspannung und Entspannung ist wichtig beim Erfassen von kleinsten Gegenständen, wie z. B. Bildern und Schriften. Auch beim Abtasten eines Porträts mit den Augen sind diese ständigen Blicksprünge zu erkennen.

Der Wechsel der Augen zwischen Festhalten und Loslassen hat noch einen weiteren Aspekt: Das Auge springt für Bruchteile von Sekunden in den peripheren Bereich, nimmt also die Umgebung eines Gegenstandes mit wahr. Durch diesen Mechanismus können Gefahren rechtzeitig wahrgenommen werden. Die Blicksteuerung organisiert die Orientierung zurück auf den fixierten Punkt.

Je öfter das Auge sich bewegt, je schneller dieser Wechsel geht, desto mehr Sehimpulse gelangen in das Sehzentrum. Wie bei einer hohen Bildschirmauflösung sieht der Mensch klarer, je mehr Datenmaterial das Gehirn erreichen und die Sehschärfe wird besser. Astronauten, bei denen sich auf Grund der Schwerelosigkeit die Mikrobewegungen stark erhöhten, konnten in einer Entfernung noch Schiffe auf dem Meer klar erkennen, in der es unter normalen Lebensbedingungen unmöglich ist.

Ein längeres Arbeiten am Computer und Fernsehen verlangsamt die Eigenbewegung. Die Augen starren und verlieren an Lebendigkeit. Sie wirken müde und matt. Augen von Kindern dagegen, die noch eine hohe Frequenz der Eigenbewegung haben, empfindet man als strahlend und funkelnd, mit einem Wort als lebendig. Erwachsene und Kinder können die Lebendigkeit ihrer Augen durch viel Bewegung an der frischen Luft oder durch Trampolin springen aktivieren.

Trampolin, siehe Seite 160 Walken, siehe Seite 162
Langlaufen, siehe Seite 162 (Übung 8)

Sehen mit zwei Augen

Unser Körper ist mit zwei Augen ausgestattet, die eine wunderbare Ressource für uns darstellen. Fällt ein Auge aus, gibt es ein Ersatzorgan, das die Aufgabe des Sehens ziemlich vollständig übernehmen kann. Aber die Augen haben auch eine gemeinsame Funktion, das binokulare Sehen. Erst das gleichzeitige Erfassen von zwei Bildern ruft das „Stereo-Sehen“ hervor. Es ermöglicht uns, Körper in ihrer Dreidimensionalität zu erfahren.

Monokulares Sehen

Unter monokularem Sehen versteht man das Sehen mit einem Auge. Auch mit einem Auge kann man auf Grund der erlernten Erfahrungen eine gewisse Tiefenschärfe erleben, Entfernungen und Geschwindigkeiten einschätzen. So wie der Betrachter eines zweidimensionalen Bildes über die Größenverhältnisse, über teilweise verdeckte Gegenstände, Perspektive sowie Licht und Schatten Rückschlüsse auf Dimensionen, Größen und Entfernungen zieht, macht das auch ein Mensch, der nur mit einem Auge sieht. Bei bewegten Bildern helfen ihm Informationen wie zum Beispiel die unterschiedlichen Geschwindigkeiten der beobachteten Objekte. Schaue ich aus dem Fenster eines fahrenden Zuges, rasen die Bäume in der Nähe an mir vorbei, während die Bäume am Horizont fast stehen bleiben. Die Art des Gegenstandes, die Lichtverhältnisse, die Lage usw. werden Objektkriterien genannt. Das Beispiel zeigt, wie wichtig möglichst vielfältige und mit allen Sinnen gekoppelte Seheindrücke sind. Diese Eindrücke werden in ihrer ganzen Komplexität im Gehirn abgespeichert, die dann wieder abrufbar sind. Ein Kind zu früh mit zweidimensionalem Sehen zu konfrontieren, etwa durch Lerncomputer, Gameboy und Fernsehen, bedeutet, ihm Erfahrungsmöglichkeiten zu nehmen. Es kann dann weniger dreidimensionale Seheindrücke speichern, die es normalerweise über die Bewegung, die Orientierung im Raum und das Tasten erfährt. Ein wichtiger visueller Bereich im Gehirn wird dadurch nicht genügend geprägt.

Binokulares Sehen

Das beidäugige Sehen entwickelt sich im Laufe des ersten Lebensjahres. Das Kind lernt die zwei Bilder, die es von den beiden Augen empfängt, zu einem zu verschmelzen. Gelingt dieser Prozess, kann das Gehirn stereoskopisch sehen. Man nennt dies fusionieren. Dass die Fusion eine

Leistung im Gehirn ist, entdeckte Dr. Beta Julesz in den 60er Jahren. Er zeigte mit Hilfe von speziellen Stereogrammen, dass unser Gehirn auch aus einer Vielzahl von Punkten, Gegenstände erkennen kann, ohne die vorher beschriebenen Objektkriterien zur Verfügung zu haben. Ein Test dcr in der Optik als Fusionstest angewendet wird und im Handel unter Lang Stereo Test erhältlich ist.

Das Gehirn kann aus einer Vielzahl von Punkten ein Objekt erkennen, indem es die beiden Bilder der einzelnen Augen immer wieder vergleicht. Jedes Auge nimmt den Gegenstand, den es fixiert, anders wahr. Durch unseren Augenabstand sehen wir dasselbe jeweils aus einem etwas unterschiedlichen Blickwinkel. Vergleicht das Gehirn diese Daten, kann es Rückschlüsse auf die Dimension ziehen: Wir sehen dreidimensional, nehmen Dinge also plastisch und in ihrer Tiefe wahr.

Diese Art der Wahrnehmung ist besonders eindrücklich in 3-D-Filmen zu erleben. Die Dinge scheinen von der Leinwand direkt auf uns zuzukommen. Ein weiteres Beispiel sind die „Magic-Eye"-Bilder. Dies sind speziell aufbereitete Bilder, deren Muster geringfügig versetzt aufgenommen wurden. Durch Schielen oder parallel Stellen der Augen, kann das Gehirn bei intakter Fusion, das ursprüngliche Bild erkennen und dreidimensional reproduzieren. Auch wenn die Pixel nur nebeneinander stehen, sehen wir ein virtuelles Bild mit entsprechender Tiefenschärfe.

Schwarze Punkte, siehe Seite 163
Schwarze Punkte mit Baum, siehe Seite 165
Suchbilder, siehe Seite 167 (Übung 9)

Virtuelles Bild – Fusion

Halten Sie Ihre beiden Daumen in ca. 40 cm Entfernung nebeneinander vor ihrer Nase. Stellen Sie Ihre Augen auf ungefähr 15 cm ein. Jetzt sollte bei intakter Fusion zwischen den beiden Daumen ein verschmolzener dritter Daumen erscheinen. Wenn Sie jetzt Ihre beiden Daumen auseinander ziehen, schwebt in der Mitte Ihr virtueller Daumen. Sie können diesen Effekt auch mit dem Blick in die Ferne erleben.

Gibt es zu große Unterschiede in der Wahrnehmung der beiden Augen, z. B. durch unterschiedliche Sehstärken, fällt die Fusion schwer oder ist gar nicht mehr möglich.

Licht und Pupille

Die Qualität des Lichtes ist entscheidend für das Sehen. Die Pupille ist eine Öffnung durch die das Licht in unser Auge gelangt. Wie viel Licht durch die Pupille auf die Netzhaut fällt, steuert die Iris, ein Ringmuskel. Bei schwachem Licht wird die Pupille groß und weit. So kann trotzdem noch eine Menge Licht die Netzhaut erreichen. Bei starkem Licht wird die Pupille ganz klein und schützt damit die Netzhaut vor zuviel Helligkeit.

Palmieren, siehe Seite 169
Sonnenbaden, siehe Seite 172 (Übung 10)

Je kleiner die Pupille ist, desto leichter treffen die Lichtstrahlen auf die richtige Stelle der Netzhaut. Ein kleines Loch lässt vor allem die geraden Lichtstrahlen durch, so dass das Auge weniger Brechleistung vollbringen muss. Sie können das selbst ausprobieren indem Sie ein winziges Loch von 1–2 mm Größe in ein Papier schneiden und durch dieses hindurch schauen. Das Bild wird jetzt scharf auch in den Bereichen in denen Sie normalerweise nicht gut sehen. Eine ausreichende Menge an Licht bedeutet kleinere Pupillen und unterstützt somit das Sehen – auch bei Sehschwäche. Viel Licht erleichtert Weitsichtigen das Lesen und Kurzsichtigen das Sehen in die Ferne.

Die Pupille wird wie Atmung, Blutkreislauf und Stoffwechsel über das autonome Nervensystem gesteuert. Das autonome Nervensystem, auch vegetatives oder viszerales Nervensystem genannt, arbeitet relativ selbstständig ohne Mitwirkung von Bewusstsein und Willen. Es besteht aus den beiden Komponenten Sympathikus und Parasympathikus. Der Sympathikus ist für Leistungssteigerung zuständig, der Parasympathikus für die Schonung und Erhaltung der Kräfte. Gerät ein Mensch unter Stress, in Angst oder sogar Panik, bewirkt der sympathische Anteil des Nervensystems eine Reihe körperlicher Veränderungen: Die Pupillen erweitern sich, man gerät ins Schwitzen, das Herz schlägt schneller, die Blutgefäße kontrahieren. Magen- und Darmfunktion werden reduziert, die Atemfrequenz steigt. Der ganze Körper ist in Alarmbereitschaft, in Anspannung wie ein Bogen vor dem Schuss. Um wieder in die Entspannung zu kommen, sind Bewegung oder sehr bewusst eingesetzte Entspannungstechniken hilfreich. Dabei kann die bereitgestellte Energie wieder abfließen.

Bis zu einem gewissen Grade kommt die Entspannung automatisch. Gerät man aber von einer Stressspirale in die andere, ist die Anspannung insgesamt erhöht.

Der Gegenspieler ist der Parasympathikus. Durch ihn wird in der Entspannung die Pupille verengt, die Sekretion der Tränenflüssigkeit angeregt, das Auge wieder gut befeuchtet, die Akkommodation in die Nähe optimiert. Das Herz beruhigt sich und die Blutgefäße weiten sich. Der Magen- und Darmtrakt sind wieder aktiv, was den Weg auf die Toilette dann erfolgreich macht. Die Atmung wird ruhig und gleichmäßig. Auch im Schlaf ist unsere Pupille eng, da der Parasympathikus des vegetativen Nervensystems aktiv ist. Kurz vor dem Einschlafen schwingen die Pupillen zwischen weit und eng hin und her. Je mehr die Person mit dem Schlaf kämpft, umso unruhiger sind die Pupillen.

Stehen wir unter beruflichem oder familiärem Druck, geraten wir leicht in die Gefahr einer ständigen Anspannung. Der sympathische Anteil macht Überstunden – während der Parasympathikus nur schwer zum Einsatz kommt. Das macht unsere Augen trocken und lichtempfindlich. Entspannungsübungen wie zum Beispiel das Palmieren und Gähnen machen unsere Augen wieder lebendig und feucht.

Gähnen, siehe Seite 175 (Übung 11)

Faktoren, die die Entwicklung des Sehens beeinflussen

> „Wie wirklich ist die Wirklichkeit?"
> *(Paul Watzlawick)*

Es gibt keine objektive Wahrnehmung. Das Gehirn verarbeitet visuelle Eindrücke und interpretiert sie. Und zwar immer. Ist man stark mit inneren Prozessen beschäftigt, kann das die Wahrnehmung drastisch einschränken. Umgekehrt gilt, je besser man sein Inneres kennt, desto offener sind die Augen für die wahrgenommene Wirklichkeit. Innere Prozesse haben eine unmittelbare Auswirkung auf unsere Sehkraft. 60 Prozent aller Nervenfasern sind mit dem optischen System verschaltet. Bewusstseinslage, Unwohlsein, Krankheit, Hormonschwankungen und Stoffwechsel wirken sich auf die Sehqualität aus.

Stress und Müdigkeit

Die Sehstärke kann zum Beispiel durch Dauerstress und Müdigkeit vermindert sein. Viele kennen das Phänomen, dass nach langem Arbeiten am Computer das Sehen am Abend nachlässt. Bildschirmarbeit bedeutet ausdauerndes Sehen im Nahbereich, meist gekoppelt mit Anspannung durch konzentriertes Arbeiten. Die Augen haben Schwierigkeiten, sich wieder in die Ferne zu richten, sie brennen und fühlen sich müde an. Die Sehkraft ist vermindert.

Kinder, die Lesen und Schreiben lernen, haben oft ein ähnliches Problem. Bei Schuleintritt sind die Augen und das beidäugige Sehen in ihrer Funktion noch nicht bei allen stabilisiert. Durch die Anspannung und den Leistungsdruck kann es zu einer Ermüdung des ganzen Sehapparates kommen. Das klare Bild verschwimmt.

Belastende Sehgewohnheiten

Verhindert die Umwelt in den ersten Lebensjahren eines Kindes seinen natürlichen Bewegungsdrang z. B. durch eine nicht kindgerechte Umgebung oder durch zu viele elektronische Medien, wird das Kind in der Zweidimensionalität festgehalten. Es erfährt seine Umwelt nicht ausreichend selbst, so dass die Entwicklung bestimmter Areale des Gehirns zum Teil gestoppt wird. Durch die mangelnde Ausnutzung der verschiedenen Sinne fehlt die Ausbildung von Bereichen, die auch für die visuelle Entwicklung und damit für ein korrektes Sehen notwendig sind.

Ist die Funktion des Sehens bei Schuleintritt noch nicht stabil, gilt auch hier, dass dauernde Naharbeit zu zusätzlichem Stress führt. Dieser sollte unbedingt durch genügend Bewegung im Freien und handwerkliche Tätigkeiten ausgeglichen werden. Gibt man der Nähe zuviel Priorität, kommt es zu einer zu starken Fokussierung und damit zu Fehlsichtigkeiten.

Dasselbe gilt für Erwachsene. Trockene und müde Augen oder Augenbrennen sind ein Zeichen für Dauerstress etwa durch ständige Naharbeit am Computer. Manche Menschen reagieren sogar kurzzeitig mit Myopie (Kurzsichtigkeit).

Gefühle und Emotionen

Intensive Gefühle haben Einfluss auf unser Denken, unsere Körperhaltung und unsere Gehirnstrukturen. Stresshormone verändern den gesamten Körper. Psychische Belastungen kann man an den Augen ablesen.

Nehmen wir das Beispiel der Trauer. Menschen die trauern sind nach innen gekehrt, ziehen sich in ihr Inneres zurück. Schon in der Körperhaltung macht sich dies bemerkbar: Hängende Schultern, runder Rücken, nach vorne gebeugter Kopf mit Blickrichtung zum Boden. Der Augenhorizont ist sehr tief. Meist wird der Blick in die Weite oder Augenkontakt vermieden. In dieser Körperhaltung konvergieren die Augen eher und akkommodieren. Der gesamte Körper ist auf Nähe eingerichtet. Peripheres Sehen ist mit vorgezogenen Schultern nur schwer möglich, da das Gesichtsfeld stark eingeschränkt ist. Die Kraft fehlt, um aus sich Selbst heraus zu gehen. Dauert dieser Zustand über einen längeren Zeitraum an, kann sich die Konzentration nach innen, in den Augen und im Sehzentrum manifestieren. Die Augen verharren und der Mensch wird mit der Zeit „kurzsichtig".

Ungereimtes in Familien

Verhalten sich Erwachsene nicht entsprechend, sondern entgegen ihrer inneren Gefühle, ist es für ein Kind schwer, klare innere Strukturen und Konzepte zu entwickeln.

Die Neurobiologie hat nachgewiesen, dass Nervenzellen, die so genannten Spiegelneuronen (Vittorio Gallese, Neurologe in Parma, 1991), die Fähigkeit haben, Gefühle von anderen als die eigenen Gefühle wahr zu nehmen. Die Empathie, das Hineinversetzen in den Anderen, ist in vielen Berufen erwünscht. Kleine Kinder haben diese Fähigkeit in vollem Maß. Sie können sich dabei aber noch nicht abgrenzen. In allen Dimensionen nehmen sie vor allem die Gefühlswelt und die verschiedensten Verletzungen ihrer Eltern wahr. Unklarheiten, die sie bei ihnen erleben, werden als die Eigenen wahrgenommen, ihre Persönlichkeit wird dadurch geprägt. Manche Augen drücken dies durch die diversen Sehfehler aus.

Spürt ein Kind zum Beispiel unterschwellig, dass das äußere vorgelebte Bild der Eltern nicht mit der inneren Dynamik übereinstimmt und große Konflikte unterdrückt werden, reagiert es auf diese Unstimmigkeiten. Konzentrationsschwierigkeiten, schlechte Schulnoten und vieles mehr können dann auftreten.

Die Augen zeigen oft vermehrte Blickunruhe, das Fixieren zum Beispiel von Buchstaben kann erschwert sein oder die Blicksteuerung entwickelt sich nicht korrekt. Auch die Ausbildung eines eindeutigen Führungsauges bereitet dann öfter Schwierigkeiten.

Normalerweise werden beim Sehen visuelle Informationen mit abgespeicherten Erinnerungen verglichen und bei Bedarf um die neuen Erfahrungen ergänzt. Dazu bedarf es einer korrekten Speicherung von Seheindrücken. Emotionseindrücke werden wohl genauso aufgenommen und auf allen Ebenen verglichen. Unsere ersten Kontakte mit anderen Menschen, vor allem die Verbindung mit unseren Eltern, prägen uns. Wir entwickeln Muster, die wir im emotionalen Gedächtnis speichern. Spürt ein Kind

Ungereimtheiten, gerät es unter Spannung. In solch einer Stressphase speichert es visuelle Informationen nur als Fragmente ab. Ein Fünftel des Sehnervs verläuft über das limbische System im Gehirn, in dem auch die Emotionen verwaltet werden. Das Sehen ist also grundlegend mit dem Fühlen verbunden. Gefühle und Sehen bedingen sich wechselseitig.

Bindungsstörungen

Babys verfügen über ein angeborenes Verlangen nach Bindung. Erwachsene Menschen reagieren darauf und lösen damit wiederum neurochemische Reaktionen im Gehirn des Babys aus. Diese sind für seine Hirnentwicklung ebenso wie für das Bindungs- und spätere Beziehungsverhalten verantwortlich (Perry, 2002). In den ersten drei Lebensjahren, besonders den ersten zwölf Monaten, werden die entscheidenden Weichen für die Entwicklung gelegt: für die Gefühle eines Menschen, seine Bindungsfähigkeit, wie für seine Sinne und damit seine Sehfähigkeit.

Wird das kindliche Verlangen nach Bindung nicht ausreichend befriedigt, kann dies seelische Störungen hervorrufen. Der Psychoanalytiker John Bowlby beschreibt in seiner Bindungstheorie die verschiedenen Entwicklungsstufen. Bis zum 2. Lebensmonat spricht er von einer Vorbindungsphase, im 2.–3. Lebensmonat orientiert sich das Kind an einer bestimmten Person und ab dem 7. Lebensmonat etabliert sich die personenspezifische Bindung. Bis zum 3. Lebensjahr lernt das Kind seine eigenen Ziele und Pläne von denen einer anderen Person unterscheiden und ist zu Kompromiss-Lösungen bereit. Bowlby geht davon aus, dass es zu einer Prägung im Gehirn kommt, die die Struktur des Kindes beeinflusst.

Störungen, die zu einer Unterbrechung oder Verunsicherung der Bindung führen, haben einen enormen Einfluss auf die Entwicklung des Kindes. Beim Sehen betrifft dies vor allem das „Stereosehen“. Erst das beidäugige Sehen lässt uns Dinge in ihrer Dreidimensionalität erfassen. Voraussetzung ist ein möglichst optimales Sehen der einzelnen Augen. Sind die Sehschärfen ungleich oder gelingt die Koordination nicht, ist ein Verschmelzen der beiden Bilder gar nicht oder nur zum Teil möglich. Auch hier werden dann bestimmte Entwicklungen im Gehirn nicht abgeschlossen oder nur unkorrekt vernetzt. Ein negativer Einfluss auf die Qualität des Sehens der einzelnen Augen findet sich in der Praxis immer wieder, wenn die Bindung zu den einzelnen Eltern erschwert oder nicht möglich war.

Beim Kind bewirken innere Zerrissenheit und mangelnde Zentrierung ein schlecht koordiniertes visuelles System. Wird eine Phase in der visuellen Entwicklung nicht ordentlich abgeschlossen und erlernt, erstarrt ein Teil des Sehens und entwickelt sich in diesem Bereich nicht weiter. Schafft es der Körper nicht, selbst einen Ausgleich zu schaffen, entwickeln sich unterschiedliche Fehlsichtigkeiten. Bei manchen Menschen äußern sich diese Schwierigkeiten darin, korrekt Lesen und Schreiben zu lernen.

Leichte Ungereimtheiten im beidäugigen Sehen kommen bei sehr vielen Menschen vor. Ein minimales, latentes Schielen, die Heterophorie, findet sich bei 70–80 Prozent der Menschen. Inwieweit sich dies als manifeste Störung bemerkbar macht, hängt von der Kompensationsfähigkeit des Einzelnen ab.

Körperhaltung und Körperbau

Aber nicht nur emotionelle Belastungen beeinflussen das Sehen lernen, auch Körperhaltung und Körperbau spielen eine Rolle. Machen Komplikationen bei der Geburt zum Beispiel einen Eingriff durch die Saugglocke nötig, kann dies zu einer Blockade der Eigenbewegung des Schädels führen. Oft wird dann eine Fehlstellung des Kiefergelenkes, des Keilbeins oder der Hüfte festgestellt. Diese frühen Schädigungen, die sich später auch in der Körperhaltung eines Menschen erkennen lassen, können

Augenprobleme hervorrufen. Auch eine Verschiebung zwischen den beiden oberen Halswirbeln Atlas und Axis bewirken eine ungleiche Entwicklung der beiden Augen. Osteopathen, Craniosacral- oder Dorntherapeuten können diese Haltungsanomalien korrigieren. Sehr oft verbessert sich danach die Sehfähigkeit beider Augen.

Ernährung

Unser Auge hat einen sehr hohen Stellenwert im Körper. Es ist das Organ, das am meisten durchblutet ist, und somit einen sehr intensiven Stoffwechsel hat. Deshalb spielt die Ernährung für das Sehen eine sehr große Rolle. Durch die Nahrung wird die Linse geschmeidig gehalten und die Netzhaut, die sehr stark durchblutet wird, ausreichend versorgt. Vor allem im Alter muss man darauf achten, genügend Vitalstoffe zu sich zu nehmen. Nur so kann man degenerative Augenerkrankungen vermeiden. Oft erkennt der Augenarzt als erster Stoffwechselerkrankungen. An der Netzhaut sind Vorstufen von Diabetes und Arteriosklerose abzulesen. Auch die Zusammensetzung der Tränenflüssigkeit hängt von einer gesunden Ernährung und genügend Flüssigkeitszufuhr ab. Funktioniert die Niere nicht mehr optimal oder benutzen wir Abführmittel für unsere Verdauung, können trockene Augen auftreten.

Viele Medikamente und Drogen haben einen Einfluss auf die Augen. An ihrer Reaktion lassen sich Krankheiten und toxische Einflüsse erkennen.

Lebensenergie – Quelle der Kraft

Unsere Augen haben nicht nur einen sehr intensiven Stoffwechsel, sondern sie benötigen auch die meiste Energie in unserem Körper. Hier ist die Lebensenergie „Qi“, wie die Chinesen sie nennen, oder das „Prana“, in Indien, gemeint. Wilhelm Reich nannte diese Lebensenergie im europäischen Kulturkreis „Orgon“. In jedem dieser Konzepte geht es darum, blockierte Energie wieder ins Fließen zu bringen.

Die Chinesische Medizin hat viele Zusammenhänge zwischen der Energie der einzelnen Organe und dem Augenlicht beschrieben. Auf Grund langjähriger Erfahrung haben chinesische Ärzte das System der Fünf Elemente entwickelt. Es dient heute als Grundlage für die Behandlung. Danach manifestieren sich unterdrückte Gefühle jeweils in einem bestimmten Organkreis, es kommt zu Blockaden im Energiefluss und damit zu Krankheiten.

Um Energiestaus zu lösen wird in der chinesischen Medizin unter anderem die Akupunktur verwendet. Vor allem die degenerativen Augenerkrankungen wie die Makula-Degeneration, die Retinitis Pigmentosa, der Graue und der Grüne Star, lassen sich durch eine spezielle Augenakupunktur (Prof. Dr. John Boel) positiv beeinflussen. Aber auch Methoden, die zum Ziel haben, den Energiehaushalt zu regulieren wie Qigong, Yoga oder Pranaheilung, führen langfristig zu besserem Sehen.

Ballspiele mit Kindern, siehe Seite 150
Luftballons, siehe Seite 156 (Übung 6)

Störungen und Krankheiten der Augen

Die Ophthalmologen unterscheiden zwischen Brechungsanomalien und Augenerkrankungen. Beides führt zu einer Minderung der Sehkraft und damit zu einer Einschränkung des Sehens.

Setzt man sich mit der Natur von Fehlsichtigkeiten und Augenerkrankungen auseinander, ist es sinnvoll einerseits die physiologische Seite einer Störung zu verstehen, andererseits den emotionalen Aspekten Beachtung zu schenken, da sie Tendenzen aufzeigen und Hinweise auf seelische Ursachen geben können.

Im Folgenden wird deshalb die Anatomie der verschiedenen Fehlsichtigkeiten verständlich gemacht, um dann kurz auf die Symbolik der einzelnen Störungen auf der psychischen Ebene einzugehen.

Brechungsanomalien

Kurzsichtigkeit (Myopie)

Schaut der Kurzsichtige in die Ferne, sieht er dort alles verschwommen und unscharf. Bei der Kurzsichtigkeit ist der Augapfel zu lang, bei wenigen Menschen die Brechkraft zu hoch, und der Brennpunkt liegt vor der Netzhaut.

Mit der Linse hat das menschliche Auge die Möglichkeit, die Brechkraft zu ändern. Liegt das Objekt in der Nähe, akkommodiert die Linse, d.h. sie spannt sich an und wird dick, wölbt sich. In der Nähe bräuchte dies der Kurzsichtige nicht. Denn mit einem zu langen Augapfel ist es kein Problem, in der Nähe Details zu sehen. Wird trotzdem akkommodiert, bleiben die Augen oft auch in der Ferne angespannt und die Kurzsichtigkeit verstärkt sich. Ein klares Bild in der Ferne lässt sich nur mit einer entspannten Linse und einer parallelen Stellung der Augen erreichen. Beides, Entspannung wie Parallelstellung, fällt dem Kurzsichtigen schwer.

Gedanken zur Entstehung der Kurzsichtigkeit

Bisher ist nicht endgültig erforscht, wie Kurzsichtigkeit entsteht. Einige Untersuchungen belegen die genetische Disposition. Danach wird ein Kind von zwei kurzsichtigen Eltern mit hoher Wahrscheinlichkeit auch kurzsichtig. Gegen die Vererbungstheorie spricht, dass in den letzten

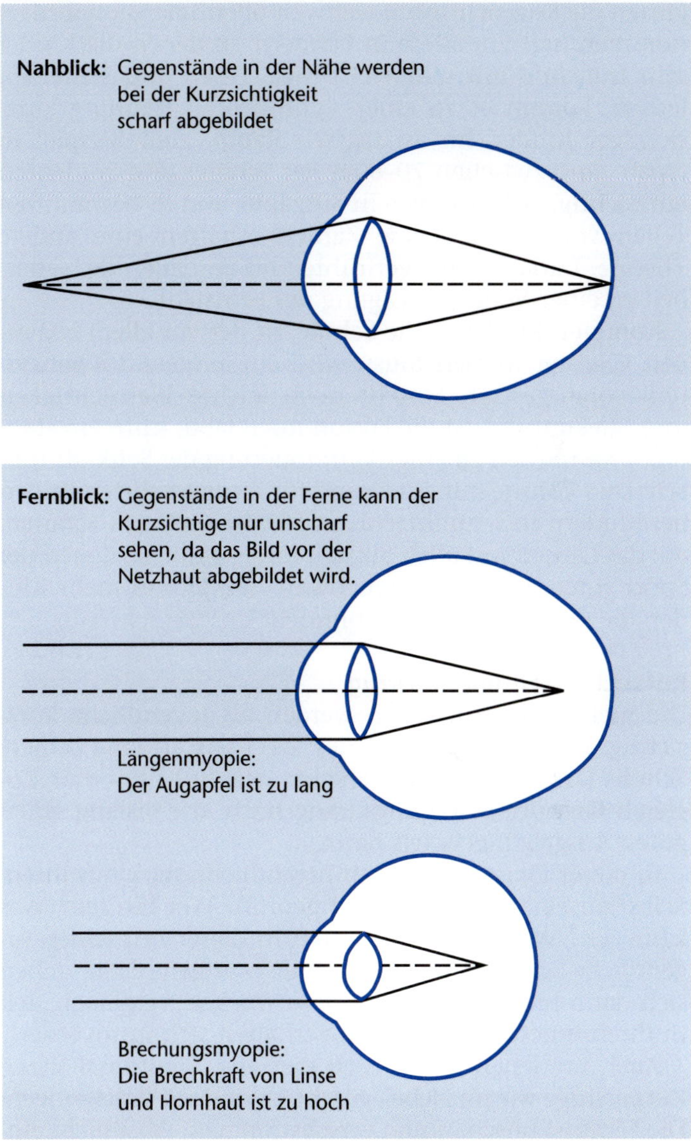

Kurzsichtiges Auge bei Nahblick und Fernblick

Jahren die Kurzsichtigkeit weltweit überdimensional zugenommen hat. Vor allem in Ländern, in denen die Kinder sehr früh und mit sehr viel Druck, Lesen und Schreiben lernen, kommt es zu einer signifikanten Häufung kurzsichtiger Kinder. Im asiatischen Raum, zum Beispiel in Japan, sind zwischen 70–80% der Schüler und Studenten kurzsichtig, genau so wie in Singapur und in bestimmten Teilen von China. Diese Zahlen erhärten eine andere Theorie. Danach führt verfrühte und ausdauernde Naharbeit zu einer Vernachlässigung der Fernsicht.

Kommen Kinder in die Schule, in der vor allem Naharbeit geleistet werden muss, wird ein ausgereiftes Sehsystem vorausgesetzt. Besteht noch leichte Weitsichtigkeit und Blickunruhe, ist die Fusion noch labil, kann ein ständiges Nah-Sehen zu einer Verminderung der Sehkraft führen. Dies könnte mit ein Grund für die vermehrten Brillen bei Kindern in schulintensiven Ländern sein. In Schulen, die das Lernen mit allen Sinnen fördern und in denen der Sport einen wichtigen Stellenwert hat, gibt es mehr Kinder, die ohne Sehhilfe auskommen.

Kurzsichtigkeit und Rückzug

Die meisten Kurzsichtigen werden als Jugendliche kurzsichtig, oft zum Zeitpunkt des Wechsels an eine höhere Schule. Das Sehen in der Nähe hat jetzt hohe Priorität. Zugleich lässt der Bewegungsdrang nach, der bislang einen guten Ausgleich geboten hatte.

In dieser Phase setzen sich Jugendliche stark mit ihrem Selbst auseinander. Hier wird geprüft: Wer bin ich? Was kann ich? Was macht mich aus? In dieser Zeit leiden Jugendliche oft an mangelndem Selbstwertgefühl. Sie ziehen sich dann tendenziell nach innen zurück, vergraben sich in ihren inneren Welten und verhalten sich introvertiert.

Auch im Sehen drückt sich dies aus. Emotional sitzen Kurzsichtige wie im Nebel, geschützt und auf sich bezogen. Die Ferne ist unscharf und verschwommen. Es ist nicht einfach, durch diese Verschwommenheit Kontakt zur Außenwelt aufzunehmen.

Verändert man dieses Muster nicht, bleibt die kurzsichtige Sichtweise bis weit ins Erwachsenen-Alter relativ konstant.

Kurzsichtigkeit und Brille

Um die Kurzsichtigkeit zu korrigieren werden Minusgläser verwendet: Gläser, die die Welt beim Hindurchschauen verkleinern. Die Welt wirkt aber nicht nur kleiner, auch sämtliche Entfernungen erscheinen durch die Brille kürzer. So werden entfernte Objekte in der Wahrnehmung schneller erreichbar. Die Brille verändert also Zeit und Raum. Oft drückt sich dies in der Haltung von Kurzsichtigen aus. Der Kopf, manchmal auch der Oberkörper, werden beim Gehen leicht nach vorne versetzt, als ob man so schneller ans Ziel kommen wolle.

Verkleinern bedeutet aber auch, dass Gegenstände in der Ferne nicht mehr so groß, so bedrohlich sind. So kann sie der Kurzsichtige gut anschauen und lassen. Ein vertrauter Rahmen für einen Kurzsichtigen, der in der Nähe kleine Sachen gut sehen kann. Das Gehirn und die Augen müssen sich nicht umstellen und können in ihrem gewohnten Muster bleiben. Gleichzeitig kann der Kurzsichtige sich nicht mehr in die Verschwommenheit zurückziehen, die Brille hält ihn in der Präsenz, in der Gegenwart. Die ursprüngliche Emotion des inneren Rückzuges wird nicht mehr so gut wahrgenommen. Oft verschlechtert sich dann die Sicht erneut und der Kurzsichtige kann mit der Brille nun auch nicht mehr klar sehen.

Ohne Brille wird alles langsamer und größer. Die Verschwommenheit zwingt, sich bedächtig zu bewegen, die Hektik lässt nach. Paradoxerweise kann der Kurzsichtige ohne Brille seine ursprünglichen Gefühle wieder spüren, die zur Verschwommenheit geführt haben. Im Sehtraining lässt sich dieser Effekt positiv nutzen. Manch einer erhält dann Klarheit über sein Inneres, strukturiert sich neu und kann besser sehen.

Weitsichtigkeit (Hyperopie)

Ursache der Weitsichtigkeit ist meist ein zu kurzer Augapfel, manchmal aber auch eine zu geringe Brechkraft der Linse und der Hornhaut. Dadurch entsteht das Bild hinter der Netzhaut. In der Ferne kann der Weitsichtige alles gut erkennen, um aber in der Nähe scharf zu sehen, muss er die Brechkraft durch Akkommodation erhöhen. Mit der Akkomodation ist aber die Konvergenz, das Einwärtsstellen der Augen, gekoppelt. Dadurch kann es beim Sehen in der Nähe zu einer überschießenden Konvergenz der Augen kommen und zu einem nach innen Schielen.

Um die Weitsichtigkeit exakt zu bestimmen, schaltet der Augenarzt die Fähigkeit der Linse zur Naheinstellung durch Tropfen kurzzeitig aus. Diese lähmen kurzzeitig die Ringmuskulatur, die für die Akkomodation durch die Linse zuständig ist, aber auch die der Pupille, die dadurch geweitet wird, so dass weitere Untersuchungen z.B. der Netzhaut möglich sind. Die Möglichkeit durch Konvergenz und Akkommodation die Weitsichtigkeit auszugleichen ist so nicht mehr möglich. Das Sehen kann nun ohne Kompensation der untersuchten Person überprüft werden.

Üblicherweise können Kinder im Kindergartenalter dank der Elastizität ihrer Linse zwischen +3 und +5 Dioptrien (manche behaupten sogar mehr) problemlos ausgleichen, so dass man diese Weitsichtigkeit normalerweise nicht korrigiert. Kommen belastende Lebensumstände hinzu etwa durch Lerndruck, Trennung, Umzug usw. kann eine Hilfestellung für das Kind durch eine Brillenkorrektur oder durch gezielte Entspannung notwendig werden. Vor allem dann, wenn es durch die starke Anstrengung zu Einwärtsschielen kommt. Immer ist dabei zu bedenken, dass der natürliche Emmetropisierungsprozess durch die Brille unterbrochen wird. Deshalb empfiehlt es sich, die Brille nur stundenweise zu tragen. Sehtraining kann dabei helfen, die richtigen Weichen zu stellen. Normalerweise pendelt sich das Auge des Kindes mit der Zeit so ein, dass es später alles gut sehen kann.

Fernblick: Gegenstände in der Ferne werden beim Weitsichtigen kurz hinter der Netzhaut abgebildet (bei entspannter Linse). Durch Akkommodation kann das Defizit ausgeglichen werden, so dass das Bild scharf ist.

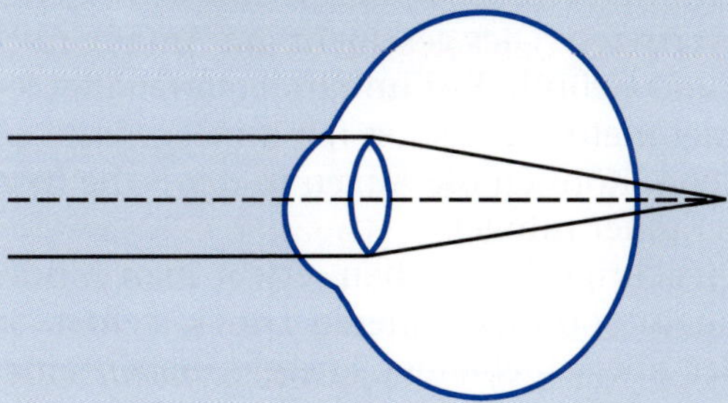

Nahblick: Nahe Gegenstände werden unscharf gesehen, da beim Blick in die Nähe die Abbildung hinter der Netzhaut liegt.

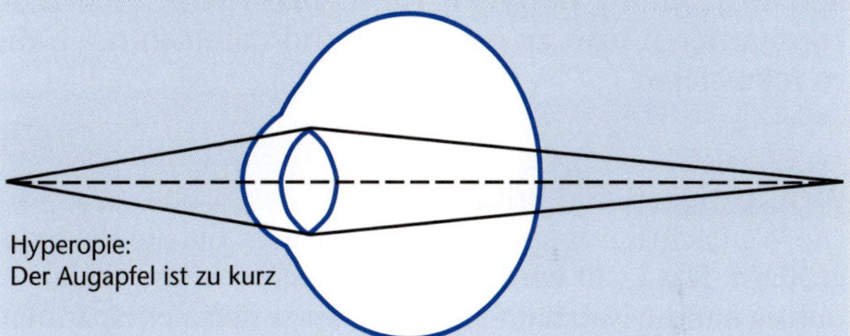

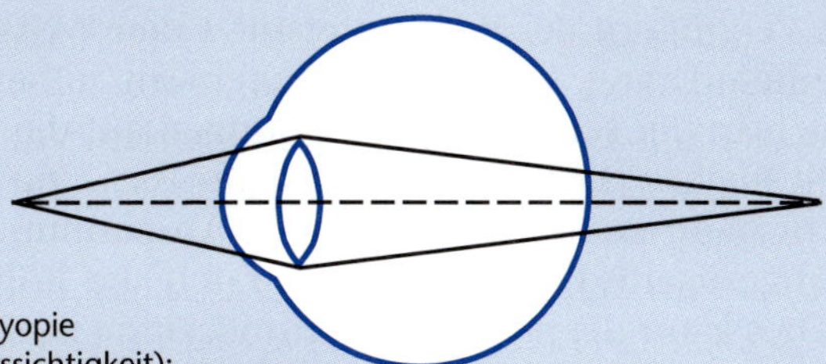

Weitsichtiges Auge bei Fernblick und Nahblick

Weitsichtigkeit und innere Unruhe

Kinder kommen weitsichtig auf die Welt. Sie haben noch keine Abgrenzung gelernt und sind stark mit der Außenwelt verbunden. In der Trotzphase erleben Eltern die Bemühungen des Kindes sich abzugrenzen und den eigenen Standpunkt zu vertreten. Dies geschieht am Anfang noch mit viel Aktion und Gebrüll. Erst im Kindergartenalter lernen Kinder immer mehr ihr eigenes Ich im Gegensatz zur Umgebung kennen. Können die Augen in der Nähe fixieren, werden die Kinder ruhiger.

Bleibt die Weitsichtigkeit bestehen, erlebt man Kinder, die oft unter einem enormen inneren Druck stehen. Sie sind meist voller überschießender Energie, haben einen unbeschreiblichen Bewegungsdrang und stecken voller Wut.

Sehtraining kann helfen die motorische Unruhe zu kanalisieren und dem Kind zu zeigen, wie es mit seiner inneren Anspannung umgehen kann. Dabei lernt es sich zu konzentrieren bzw. zu zentrieren und damit in der Nähe zu fokussieren.

Weitsichtigkeit und Brille

Die Weitsichtigkeit korrigieren Plusgläser, die die Welt vergrößern. Das Licht wird weiter vorne gebrochen, so dass es richtig auf die Netzhaut trifft. Die Linse kann entspannen. Die Entfernungen werden größer, alles erscheint langsamer. Das Vergrößern der Welt unterstützt den Weitsichtigen in seinem Drang, sich mit der Außenwelt zu beschäftigen. Auch in der Nähe können die Augen auf die Ferne eingestellt bleiben. Das Nahe bleibt dann Fern und ist so auch nicht mehr erreichbar. Die innere Anspannung und die oft ungezügelte Energie werden durch die Brille gebremst. Dies kann die persönliche Entwicklung beeinflussen, der innere Antrieb kann gehemmt oder verloren gehen.

Alterssichtigkeit (Presbyopie)

Bei der Alterssichtigkeit ist die mangelnde Flexibilität der Linse das Problem. Unsere gesamte bisherige Lebensweise hat einen Einfluss auf die Flexibililät der Linse im Alter. Diese ist zum großen Teil aus löslichen Proteinen aufgebaut. Mit zunehmendem Alter treten unlösliche Proteine in der Linse auf. Damit wird ihre Elastizität vermindert und ihre Brechkraft lässt nach. Das Sehen in der Nähe wird erschwert, der klar zu erkennende Nahpunkt rückt immer mehr in die Ferne. Gute Ernährung, genügende Flüssigkeitszufuhr und damit ein vitaler Stoffwechsel sind für die Augen essenziell. Leichte körperliche Bewegung hält nicht nur den Körper fit. Spezielle Übungen aus dem Sehtraining helfen, die Linse noch lange geschmeidig zu halten.

Alterssichtigkeit und Neuorientierung

Häufig tritt die Alterssichtigkeit in der mittleren Lebenshälfte auf. Eine Phase, die mit einer Neuorientierung zusammenfällt. Die Kinder gehen aus dem Haus, manch einer probiert einen beruflichen Neuanfang, verändert seine Beziehung. Vielen ist bewusst, dass es an der Zeit ist, die Träume des Lebens jetzt zu realisieren. Der Weitblick ist im Moment der wichtigere. Die Augen ziehen ins Außen, die Nähe entgleitet.

Hornhautverkrümmung (Astigmatismus)

Der Brechungsfehler beim Astigmatismus betrifft überwiegend die Hornhaut. Eine ideale Hornhaut besteht aus einer gewölbten Fläche, die in sich plan ist. Dadurch werden Lichtstrahlen, die von einer punktförmigen Lichtquelle ausgehen, in der Netzhaut als Punkt abgebildet. Beim Astigmatismus ist die Fläche der Hornhaut unregelmäßig, gekrümmt und der Punkt erscheint in der Netzhaut als Linie. Bilder werden in einer bestimmten Richtung verzerrt wahrgenommen. Minimale Verzerrungen in der Hornhaut hat jeder. Die Linse und das Gehirn gleichen diese aus, so dass das Sehen meist nicht beeinträchtigt wird.

Ursache für Verkrümmungen in der Hornhaut sind angespannte Augenmuskeln. Deshalb spricht man auch vom Stresszylinder. Dabei werden zwei Richtungen unterschieden, in denen es zu Unebenheiten kommen kann. Es gibt den vertikalen Astigmatismus bei 90° und den horizontalen bei 180° oder 0°, dazwischen viele Varianten. Der Astigmatismus um 90° bedeutet Stress. Vor allem dieser kann durch Entspannungsübungen und Erhöhung der Beweglichkeit der Augenmuskeln positiv beeinflusst werden.

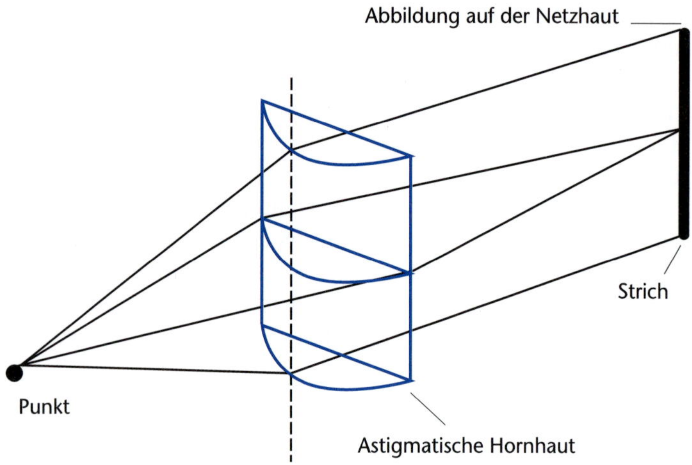

Beim Astigmatismus werden durch die Verkrümmung der Hornhaut punktförmige Lichtquellen auf der Netzhaut als Linie abgebildet.

Eine schwere Geburt kann eine Ursache für Verzerrungen auf der Hornhaut sein. Bleibt ein Kind im Geburtskanal stecken, schieben sich über eine ganze Weile die Gehirnplatten übereinander. Es kommt zu vehementen Zügen auf die Hirnhaut und damit auch auf die Häute der Augen. Eine osteopathische Behandlung direkt nach der Geburt verhindert Fehlentwicklungen. Aber auch später können Spannungen durch Osteopathie oder Craniosacrale Therapie gelöst werden.

Astigmatismus und Brille

Bei einem Menschen mit Astigmatismus werden Gegenstände, zum Beispiel ein Würfel, schief auf der Netzhaut abgebildet. Die Linse kann dies zum Teil ausgleichen und auch das Gehirn verändert das Objekt in der Wahrnehmung entsprechend.

Bei vielen Menschen wird das Bild trotz Fehler auf der Hornhaut richtig wahrgenommen und der Würfel erscheint gerade. Wird der Zylinderwert jetzt durch eine Brille korrigiert, verwirrt dies das Gehirn zunächst: Der Würfel scheint in die andere Richtung zu kippen. Nach einiger Zeit stellt sich das Gehirn aber wiederum auf die Korrektur ein. Das Gehirn ist ungeheuer flexibel und kann Unebenheiten ausgleichen und korrigieren. Dies ist wohl auch der Grund, warum beim Messen innerhalb weniger Tage oder sogar Stunden unterschiedliche Werte vorgefunden werden können.

Astigmatismus und Verzerrung

Die Hornhaut ist die Schicht, in der das Licht erstmals im Auge eine Richtung erfährt. Bei Astigmatismus wird diese Richtungsweisung nicht korrekt ausgeführt. Ein Mensch mit dieser Art der Wahrnehmung kann einen einzelnen Punkt nicht eindeutig erkennen. Einen Punkt anschauen heißt für ihn: viele Punkte sehen. Die Wahrnehmung ist verzerrt. Um dies auszugleichen, verändert sich die Linse. Die Entsprechung auf der Gefühlsebene bedeutet ein innerliches Verbiegen. Die eigenen Werte und Ansichten werden nicht oder nur verzerrt wahrgenommen. Die Meinungen der anderen werden als wichtiger eingeschätzt.

Störungen im beidäugigen Sehen

Das beidäugige Sehen kann auf viele verschiedene Arten gestört werden. Grundsätzlich kann man unterscheiden zwischen Begleitschielen, latentem Schielen, scheinbarem Schielen, Lähmungsschielen, sekundärem Schielen und Nystagmus (Augenzittern). Am häufigsten findet man das Begleitschielen (strabismus concomitans) und das latente Schielen (Heterophorie). Beide Formen können ineinander übergehen.

Begleitschielen (strabismus concomitans)

Das Problem beim Begleitschielen liegt in einer dauerhaften Abweichung der Augachsen. Das schielende Auge begleitet das fixierende Auge immer mit dem gleichen Winkel. Meist handelt es sich dabei um ein Einwärtsschielen (Esophorie). Das binokulare Sehen ist dann eingeschränkt. Zu Beginn können sogar Doppelbilder auftreten, die auf die Dauer nicht vertragen werden. Kinder, die unter dieser Störung leiden, schalten dann ein Auge ab, um die doppelten Bildeindrücke zu vermeiden. Dies kann im Wechsel geschehen oder ein Auge wird schwachsichtig. Bei kleinen Kindern ist es wichtig, die Augen immer wieder einzeln zu fördern und zu trainieren, um einen Erhalt der Sehstärke zu gewährleisten. Trotzdem darf das beidäugige Sehen nicht vernachlässigt werden. Die Fusion kann nur mit beiden Augen gelernt werden.

Latentes Schielen (Heterophorie)

Hier findet man primär eine Parallelstellung der Augen und binokulares Sehen. Die Fusion ist aber labil. Diese Symptomatik tritt bei 70–80 Prozent aller Menschen auf. In der Ruhelage beobachtet man meist eine leichte Konvergenz, seltener eine Divergenz. Mit Anspannung und einer guten Fusionskraft gleichen die meisten Menschen das latente Schielen aus. Bei Verschlechterung des Allgemeinzustandes bricht die Energie der Fusion zusammen und die Augen gehen in die vertraute Ruhelage. Asthenopische Beschwerden wie Kopfschmerzen, Ermüdung, Augenbrennen und Beschwerden beim Lesen treten gehäuft auf. Die Optiker sprechen hier auch von Winkelfehlsichtigkeit. Mit entsprechendem Training und einem gelassenen Umgang mit dem Alltag werden die Symptome weniger und die Seh-Unruhe besser.

Lähmungsschielen (Strabismus paralyticus)

Beim Lähmungsschielen ist ein Augenmuskel gelähmt und das Auge kann bestimmte Bewegungen nicht ausführen. Der Schielwinkel ändert sich mit der Blickrichtung im Gegensatz zum Begleitschielen. In Richtung des gelähmten Muskels ist er sehr groß, in der entgegengesetzten Blickrichtung kann er verschwunden sein. Ist in einer Richtung binokulares Sehen vorhanden, kommt es zur kompensatorischen Kopfhaltung. Durch Kopfzwangshaltungen werden Doppelbilder vermieden. Ursachen können die Lähmung eines Nerven oder eines Muskels sein. Diese besteht entweder von Geburt an oder wurde durch Viruserkrankungen, Schädeltraumata, Tumore oder zerebrale Durchblutungsstörungen hervorgerufen. Sinnvoll ist hier eine neurologische Untersuchung. Naturheilkundliche Verfahren unterstützen sämtliche Prozesse im Körper, so dass auch hier Selbstheilungskräfte angeregt werden können, die den Verlauf und die Folgeerscheinungen positiv beeinflussen.

Sekundäres Schielen (sekundärer Strabismus)

Augenoperationen beseitigen nicht die Sehschwäche und bewirken auch keine unmittelbare Verbesserung des räumlichen Sehens. Die Schwäche des Zusammenspiels beider Augen auf Grund mangelnder Fusion bleibt meist bestehen. Manches Mal bildet sich nach Schieloperationen erneut ein so genannter sekundärer Strabismus.

Augenzittern (Nystagmus)

Man unterscheidet einen physiologischen und einen pathologischen Nystagmus. Das „Augenzittern“ geht normalerweise so schnell, dass es nicht wahrgenommen wird und dient der Steigerung der Sehkraft. Ist es pathologisch, erkennt man dies an unregelmäßigen, hoch frequenten Bewegungen. Bei Kindern ist der Nystagmus meist angeboren. Tritt er im späteren Lebensalter auf, deutet dies auf Veränderungen im Gehirn hin. Dann sollte der Nystagmus neurologisch abgeklärt werden.

Schielen und Dualität

Bestimmte Schielformen bestehen von Geburt an, manchmal auf Grund eines traumatischen Vorgangs zum Beispiel während der Schwangerschaft oder der Geburt. Später kann auf Grund von Kinderkrankheiten, Medikamenten und Giften, Unfällen und schweren seelischen Krisen als Begleiterscheinung eine Störung im beidäugigen Sehen auftreten. Auch eine sehr starke Weit- oder Kurzsichtigkeit kann zu Schielen führen. In einigen Familien findet sich das Schielen gehäuft. Seelisch geht es immer um das Aushalten von Dualitäten in unserem Sein, rechts und links, männlich und weiblich, Vater und Mutter. Um Fusion zu erleben ist es notwendig das Konträre gleichzeitig zu spüren. Rechts und links zusammenzuführen, ist für schielende Kinder eine Herausforderung. Schwierigkeiten in der Koordination sind bei ihnen keine Seltenheit.

Augenerkrankungen

Im Gegensatz zur Fehlsichtigkeit, die oft in einer fehlerhaften Sehgewohnheit ihren Ursprung hat, entstehen die meisten Augenerkrankungen durch einen entgleisten Stoffwechsel. Deshalb lassen sich am Auge diagnostische Rückschlüsse auf verschiedenste Allgemeinleiden ziehen. Bei Veränderungen an den Augen sollte immer auch an andere, vorhandene Krankheiten gedacht werden. Zum Beispiel deuten entzündliche Vorgänge im Auge manches Mal auf ein rheumatisches Erscheinungsbild hin. Nach

Operationen können durch die Narkosemittel noch Monate später Verschlechterungen im Visus entstehen. Narben beeinflussen den Energiefluss und damit das Sehen. Impfungen lösen immer wieder Sehstörungen und Augenerkrankungen aus. Auch Medikamente bewirken häufig als Nebenwirkung eine Dioptrieverschiebung oder eine Veränderung der Netzhaut, die nach Absetzen des Medikamentes wieder zurückgeht. Bei vielen Patienten mit Makula-Degeneration findet man ein geschwächtes Immunsystem vor. Ablagerungen in den Augen sind meist ein Zeichen für eine verminderte Entgiftung durch die Leber oder die Niere. Arteriosklerose vermindert auch in den Augen die Durchblutung der Netzhaut. Ein entgleister Blutzuckerspiegel, wie er beim Diabetes mellitus vorkommt, führt zu diversen Augenproblemen. Immer macht es Sinn, den Stoffwechsel mit zu behandeln und das Auge nicht isoliert zu sehen.

Grauer Star (Katarakt)

Beim grauen Star handelt es sich um eine Linsentrübung. Es gibt angeborene, juvenile und im Alter auftretende Katarakte. Selten kommt der angeborene graue Star vor. Wenn, dann ist er meist in der ersten Hälfte der Schwangerschaft entstanden. Tritt der graue Star bei Kindern oder Jugendlichen auf, gehen oft schwere Infektionskrankheiten, Operationen, manchmal auch Impfungen wie die Rötelnimpfung, voraus. Im Alter weist der graue Star auf ein mangelndes Stoffwechselgeschehen hin. Metabolische Störungen wie der Diabetes mellitus können ein schnelles Fortschreiten der Krankheit verursachen. Der Mensch sollte hier buchstäblich auf Leber und Niere geprüft werden. Durch die Entgleisung des Linsenstoffwechsels kommt es zu einer Trübung der Linse, die Bilder wirken matt und verschleiert. Die Farben verlieren an Klarheit. Es kommt zu Blendgefühlen, die bis zur Lichtscheu gehen. Nachts kann der Mensch mit Katarakt meist besser sehen. Die Augen werden kurzsichtiger.

Die Linse ist normalerweise elastisch und gleicht Unebenheiten aus. Im Alter, selten in der Jugend, kann sie hart, starr und trüb werden. Sie hält sozusagen den Atem an. Beim grauen Star wird ein Schleier vor das Erlebte gezogen. Dieser bewirkt einen Rückzug nach innen, Kontakte nach Außen sind nicht mehr so leicht möglich. Wie in einem Kokon zieht sich die Seele nach innen zurück.

Grüner Star (Glaukom)

Das wesentliche Merkmal des Glaukoms ist der erhöhte Augeninnendruck, der im schlimmsten Fall zu einer Zerstörung des Sehnervs und damit zur Erblindung führen kann. Meist ist ein gestörter Abfluss des Kammerwassers die Ursache für dieses Krankheitsbild.

Häufig tritt dies bei Menschen auf, die stark unter innerer Anspannung leiden. Manches Mal findet man hier Menschen, die sich für eine bestimmte Sichtweise, einen bestimmten Blickwinkel entschieden haben und sich weigern, diesen zu verändern. Die innere Gelassenheit geht dadurch verloren.

Entspannungsübungen und eine veränderte Sichtweise des Lebens können zu einer Minderung des Druckes führen.

Makuladegeneration

Diese Krankheit tritt überwiegend im Alter auf und ist relativ häufig. Dabei handelt es sich um eine Störung des zentralen Sehens. Zwar wird die Netzhautperipherie nicht beschädigt und bleibt den Patienten erhalten, aber sie verlieren das zentrale Sehen. Sie können damit weder lesen noch Details erkennen. Dabei unterscheidet man zwischen der trockenen und der feuchten Makuladegeneration.

Bei der trockenen Makuladegeneration findet man in der Makula feine weiße kristallin aussehende Punkte, die als Drusen bezeichnet werden. Die Drusen vermindern das Sehvermögen anfangs nicht. Werden sie aber größer, beeinträchtigen sie die Sehschärfe. Schlimmstenfalls kommt es zu

Verzerrungen von Linien beim Sehen. Die feuchte Makuladegeneration geht mit Einblutungen in die Netzhaut einher. Das Sehvermögen wird dadurch stark vermindert, die Patienten sehen nur noch Schatten oder schwarze Flecken.

In der Naturheilkunde hat man bei der Behandlung der gefährlichen feuchten Makuladegeneration recht gute Erfolge mit Augenakupunktur. Es gelingt immer wieder, die feuchte in die weniger schlimme trockene Makuladegeneration umzuwandeln und das Fortschreiten der Krankheit zu stoppen. Bei der Behandlung der Augen muss zugleich auf Herz und Kreislauf geachtet werden. Die Fließfähigkeit des Blutes zu verbessern und das ganze Immunsystem zu stärken ist sinnvoll.

Emotional geht es bei der Makuladegeneration um ein Ausblenden von bestimmten Dingen. Vieles möchte der Mensch nicht mehr sehen bzw. fühlen. Auch dieser Mensch zieht sich nach innen zurück, bricht den Kontakt mit der Außenwelt ab. Sich gezielt mit diesen Themen auseinanderzusetzen, hilft in Frieden mit dem eigenen Leben zu kommen. Therapien, die den Körper direkt beeinflussen, können dann besser anschlagen.

Retinitis Pigmentosa

Im Gegensatz zur Makuladegeneration geht bei Retinitis Pigmentosa das periphere Sehen verloren. Auch dies ist ein schleichender Vorgang, der sich über Jahrzehnte erstreckt. Über die Ursache ist noch nicht viel bekannt, aber es wird auch hier ein Stoffwechseldefekt in der Netzhaut vermutet. Das Sehen verschlechtert sich mit der Zeit sehr. Am Ende bleibt nur noch das zentrale Sehen, der Tunnelblick. Das Zurechtfinden und die Orientierung im Raum sind dadurch hochgradig gestört.

Die Behandlungsmöglichkeiten sind ähnlich wie bei der Makuladegeneration. Auch hier hilft es das eigene Leben zu reflektieren und sich mit „Unerledigtem“ zu beschäftigen, um so den Kontakt mit der Außenwelt wieder aufnehmen zu können.

Die systemische Sichtweise

Verschiedene Ansätze in der Psychotherapie

Im letzten Jahrhundert entwickelten sich verschiedenste psychotherapeutische Ansätze. Ihren Ursprung finden sie in der Arbeit von Sigmund Freud (1856–1939), Alfred Adler (1870–1937) und Carl Gustav Jung (1875–1961). Vor allem der Wiener Arzt Sigmund Freud schuf ein Bewusstsein für das „Ich" und machte deutlich, dass unbewusste seelische Konflikte psychische Auffälligkeiten und Erkrankungen hervorrufen. Lösungen suchte er vor allem in innerpsychischen Abläufen und nicht in den äußeren Umständen. Die heutige Psychoanalyse basiert zum Teil immer noch auf diesen Ideen.

Ein eher pragmatischer Ansatz ist die Verhaltenstherapie, die ihren Ursprung in den 40er Jahren in den USA hat. Hier liegt der Schwerpunkt mehr auf der Hilfe zur Selbsthilfe. Psychische Störungen werden als „gelerntes", unangemessenes Verhalten aufgefasst und es wird versucht dieses Verhalten zu ändern – ohne sich direkt mit den Ursachen des Konfliktes zu befassen. In Einzel- aber vor allem in Gruppentherapie werden die Selbstwahrnehmung geschult und dadurch die Selbstkontrolle.

Zu den Humanistischen Verfahren gehören im engeren Sinn die Gestalttherapie (Laura und Fritz Perls, 1940) und die Gesprächstherapie (Carl Rogers, 1940), aber auch das Psychodrama (Jacob Levy Moreno, 1920). Die Gemeinsamkeit liegt nicht so sehr in der Vorgehensweise, sondern in einer ähnlichen Vorstellung des Menschenbildes. Sie alle gehen davon aus, dass der Mensch grundsätzlich nach Selbstverwirklichung, Wachstum und Autonomie strebt. Verhaltensauffälligkeiten oder psychische Labilität entstehen, wenn dieses Streben gehemmt ist und der Kontakt zu Teilen der eigenen Person gestört ist. Das Verhalten des Menschen wird in Bezug zu seiner direkten Umgebung betrachtet und seine Eigenverantwortlichkeit soll gestärkt werden.

In den 50er Jahren wurde der Zusammenhang zwischen innerpsychischen Konflikten und Familiensystemen immer mehr betont. Virginia Satir und die Heidelberger Schule für Familientherapie, um nur einige zu nennen, entwickelten diese Ansätze weiter mit dem Ziel die Autonomie und den Selbstwert jeder einzelnen Person im Zusammenhang mit der eigenen Familie zu stärken, sowie den Zusammenhalt der einzelnen Mitglieder zu fördern.

Bert Hellinger (geb. 1925), früherer katholischer Ordenspriester, Psychoanalytiker und Philosoph, schuf in diesem Feld die Methode des „Familienstellens". Er erweiterte das Bezugssystem um die vorigen Generationen, so dass man von einem Mehrgenerationenmodell sprechen kann. Seine These ist, dass schwerwiegende Ereignisse, zum Beispiel der frühe und plötzliche Verlust naher Angehöriger, generationsübergreifend den Fluss zwischen den Menschen und Familienmitgliedern blockieren und damit zu seelischen Schwierigkeiten beim Einzelnen führen. Auch wenn Bert Hellingers Methoden und Arbeitsweisen inzwischen kritisch betrachtet werden, haben seine Arbeiten der systemischen Therapie starke Impulse gegeben. Viele Therapeuten griffen seine Gedanken auf. Einige modifizierten und verfeinerten die Methode. Es entstanden und entstehen weitere Formen und Varianten.

Prof. Dr. Franz Ruppert erweiterte dieses Modell, indem er Zusammenhänge zwischen der Bindungsunfähigkeit in Familien und erlebten Traumata aufgezeigt hat (Ruppert 2005). Seiner Meinung nach können Bindungsstörungen, die auf Grund eines Traumas entstanden sind, sich über mehrere Generationen ziehen und zu den verschiedensten Symptomen führen.

In der systemischen Augentherapie geht es um die psychischen Hintergründe die zur Fehlsichtigkeit geführt haben. Die systemische Augentherapie ergänzt sich sinnvoll mit Sehtraining (Bates, Goodrich) oder Visualtraining (Skeffington) und anderen ressourcenorientierten Methoden. Oftmals sind Verbesserungen im Sehen durch letztere Methoden nur bis zu einem bestimmten Punkt möglich. Weitere Erfolge können nur erreicht werden, wenn die innere Dynamik, die hinter dem schlechten Sehen steht, erkannt wird. Mentale Blockaden können ihren Ursprung in einem verletzten Familiensystem haben. Mit Hilfe von Aufstellungen ist es möglich diese bewusst zu machen und zu lösen.

Dazu ist es wichtig sich in die Strukturen von Familien hineinzudenken, sowie das Prinzip der Traumatisierung mit ihrer Wirkung auf Bindungen zu verstehen.

Familienstruktur

> „Blut ist dicker als Wasser."
> *(Sprichwort)*

Das Idealbild einer Familie ist eine intakte Gemeinschaft, in der Geben und Nehmen im Gleichgewicht sind. Auch wenn viele in der Realität anders leben, wird diese tiefe und ursprüngliche Sehnsucht nach Liebe und Gemeinschaft von allen gespürt. Immer wieder gehen Erwachsene Beziehungen ein und versuchen diese zu leben, egal welche Erfahrungen vorher gemacht wurden.

Die Basis der biologischen Fortpflanzung einer jeden Gesellschaft sind Mann und Frau. Wird ein Kind geboren, entsteht eine neue Familie. Im Idealfall erhält das Kind

Liebe, Wärme und Sicherheit, wächst, wird älter und entwickelt sich bis es genügend stark ist, um sich im guten Sinne von den Eltern zu entfernen. Dann sucht es selbst einen Partner und geht eine neue Bindung ein. Die nächste Generation kann entstehen.

So entwickeln sich Stammbäume, Menschen die zusammengehören. Die Familien schweben freilich nicht im luftleeren Raum. Ihr gesellschaftlicher Hintergrund spielt eine große Rolle. Kultur, Nationalität und Religion prägen die Wertesysteme der einzelnen Familien.

Dabei hat jede Familie ihre eigenen Gesetze, ihren eigenen Glauben und ihre eigene Art des Zusammenlebens. Wir kennen einige Arten des Zusammengehörigkeitsgefühls, die sehr stark binden. Den Clan, in dem man sich in einer bestimmten Art zu verhalten hat – im guten wie im schlechten Sinne. Ein bekanntes Beispiel ist die Mafia auf Sizilien, eine riesige Familie, die nach ihren Gesetzen lebt und handelt, ihr eigenes Gewissen hat. In diesem Fall muss das einzelne Familienmitglied oft gegen die Menschlichkeit handeln, will es zum Clan gehören. Zum Clan zu gehören gibt zwar eine gewisse Sicherheit, ist hier aber auch belastend. Sich von der Gemeinschaft zu lösen und eigene Wege zu gehen, kann in strikten Familiensystemen lebensgefährlich sein.

Um dazuzugehören lässt der Einzelne vieles zu und erträgt einiges, denn es ist schlimm, aus seinem Bezugssystem ausgestoßen zu werden. Dies bedeutet in einer Sinti- oder Romafamilie etwas anderes, als in einer bürgerlichen oder bäuerlichen Familie. Wird ein Nomade in der Wüste von seiner Familie ausgeschlossen, bedeutet dies wahrscheinlich sein sicheres Ende. Verstößt eine westeuropäische Familie ein Mitglied zum Beispiel durch Enterbung, können Beziehungsprobleme unterschiedlichster Art die Folge sein.

Je unabhängiger und selbstständiger die einzelnen Familienmitglieder sind, desto leichter ist es für sie den eigenen Weg zu gehen. Unterbewusst können Wertesysteme aber noch weiter wirken und in den folgenden Generationen als einschränkende Glaubenssätze oder Symptome wieder auftreten. Die Nachfahren müssen dann womöglich erst das Wertesystem, das die Elterngeneration prägte, erkennen und als gegeben anerkennen – das Geschehene kann nicht mehr verändert werden – bevor für sie der Weg zu eigenem Handeln frei wird.

Zwischen den Generationen fließt Energie, zum Beispiel in Form von Liebe. Die Eltern geben diese weiter, geprägt von dem, was sie in ihrer Kindheit erfahren haben. Das Kind nimmt diese Energie für sein eigenes Leben und um später als Erwachsener wiederum die nächste Generation zu stärken. So wirkt die Großmutter, indem sie ihr eigenes Kind liebt, auch auf das Enkelkind.

Die Basis einer Familie

> „Nur wer liebt, ist lebendig."
> *(Hermann Hesse)*

Idealerweise sind bei einem Paar Geben und Nehmen im Einklang. Sind beide Partner autonom und in ihrem Selbstwert gestärkt, kann eine Partnerschaft in gegenseitiger Achtung gelebt werden.

Die eigenen Lebensmuster, entstanden aus der jeweiligen Lebens- bzw. Familiengeschichte, wollen erkannt und getrennt sein von den Mustern des anderen. Sonst verstricken sich die Gefühlswelten und die Partnerschaft gerät aus dem Gleichgewicht. Die Befriedigung unerfüllter, kindlicher Bedürfnisse, z. B. das Suchen nach Sicherheit, kann eine Partnerschaft gefährden. Kein Partner kann unerfüllte Sehnsüchte aus der Kindheit befriedigen. Und doch sind es oft diese unerfüllten kindlichen Anteile, die Menschen einander finden lassen. Über die Jahre einer Partnerschaft wird es oft schwer, diesen unbewussten kindlichen Bedürfnissen gerecht zu werden. Der Partner setzt sich gegen den Anspruch zur Wehr – und es kommt zu neuen Verletzungen.

Es bedarf einiger Achtsamkeit, den anderen in seiner Verletztheit zu sehen und ihn nicht ändern zu wollen. Andererseits gibt es Raum für Neues, die eigenen Schwächen zu erkennen und sie dem Partner zuzumuten. Gestehen sich beide ihre Eigenheiten ein, entsteht die Möglichkeit der Veränderung. Dann können beide in ihrem eigenen Tempo ihre besonderen Stärken und Kräfte finden. Familiengesetze und Umgangston bilden sich neu und machen das Einzigartige dieses Paares bzw. der neuen Familie aus.

Verletzen sich die Partner gegenseitig, ist das Gleichgewicht gestört und es verlangt nach Ausgleich. Vergleicht man ein Paar mit einer Waage bringt ein Zuviel auf einer Seite die beiden Waagschalen auseinander. Findet sich eine Möglichkeit des Ausgleichs, der von beiden wahrgenommen wird, pendelt die Waage zurück in die Mitte.

Der Ausgleich ist wichtig. Auch ein Zuviel an Bemuttern, wie der Volksmund sagt, kann die Partnerschaft ins Ungleichgewicht bringen. Der Partner wird erdrückt von der guten Absicht, verliert die Möglichkeiten der eigenen Entscheidungen und damit seine Kraft.

Wenn beide sich in ihrer Stärke und Schwäche achten, bleiben sie stark und befruchten sich gegenseitig.

Das Kind und die Eltern

> „Kinder dürfen nur das spüren,
> was in der Familie erlaubt und
> von dieser ertragen werden kann."
> *(Hunter Beaumont)*

Ein Paar vereinigt sich und bekommt ein Kind. Als erstes spürt dies die Mutter. Monatelang bevor der Vater einen Zugang zu dem Neuankömmling bekommen kann, ist die

Mutter über die Schwangerschaft mit ihrem Kind verbunden. Deshalb spürt das Kind als erstes die Liebe der Mutter. Wenn diese in ihr System gut eingebunden ist, hat sie viel Kraft und liebt ihr Kind instinktiv. Mutterliebe ist essenziell.

Wie lebensnotwendig Eltern oder Bezugspersonen für die Entwicklung von Kindern sind, wurde schon in vielen Studien gezeigt. Ein bekanntes Beispiel für die Bedeutung von Bezugspersonen in der Kindheit ist Kaspar Hauser, der Anfang des 19. Jahrhundert in Nürnberg lebte. Er wuchs isoliert in der Wildnis auf und war kaum fähig zu gehen oder zu sprechen, als man ihn fand. Erhalten Kinder zu wenig Zuwendung, verkümmert ihre Sprache, das Lernen wird eingeschränkt, das Sehen nicht korrekt erlernt. Die Bindungsfähigkeit als Erwachsener ist gestört.

Das frisch geborene Kind braucht die Mutter mit all ihren Gefühlen. Es spürt, ob sie auf Sparflamme lebt oder das volle Spektrum der Lebensfülle bereithält. Schöpft die Mutter nicht aus ihrer ganzen Fülle, sucht das Kind unbewusst auch die nicht gelebten Persönlichkeitsanteile und verstrickt sich in die Gefühlswelt der Mutter. In der Folge bleibt seine eigene Entwicklung eingeschränkt oder wird krankhaft.

Der Zugang zum Vater verläuft zunächst über die Mutter. Hat sie eine gute Verbindung zu ihrem Mann, ist es für das Kind leicht die männlichen Kräfte zu spüren und anzunehmen. Steht die Mutter dem Kind nicht zur Verfügung, sucht das Kind die Verbindung zum Vater. Die väterliche Anerkennung ist eine wichtige Voraussetzung für den eigenen Werdegang, oft ist sie der Motor für die berufliche Entwicklung.

Gut ist es, wenn nach der Geburt eines Kindes der Vater die Mutter abschirmt und stärkt, so dass diese sich voll auf das Neugeborene einstellen kann. In den meisten Kulturen hat die Mutterschaft einen hohen Rang. Zum Beispiel wird die Mutter in manchen islamischen Gesellschaften von bestimmten Aufgaben freigestellt und erhält eine besondere Fürsorge. Die ersten Jahre bleibt die Mutter die wichtigste Bezugsperson. Auch in unserer Gesellschaft wird die junge Mutter durch entsprechende Gesetze geschützt. So wird beiden Zeit gegeben, eine Bindung aufzubauen.

Je älter ein Kind wird, desto mehr tritt der Vater in sein Blickfeld und vor allem die Söhne wenden sich in der Pubertät den Vätern zu. In vielen Kulturen gibt es speziell in diesem Alter bestimmte Rituale, die die Jungen in die Männerwelt einführen. Zum Beispiel beschreibt Malidoma Somé in seinem Buch „Vom Geist Afrikas" Initiationsrituale speziell für Jungen. Diese finden räumlich getrennt von der Mutter statt. Auch in unserer westlichen Kultur ist die Pubertät eine Zeit, in der Väter für die jungen Männer besonders wichtig sind.

Die Bindung

> „Blut ist ein ganz besonderer Saft."
> *(Goethe)*

Bindungen entstehen zwischen Paaren und zwischen Eltern und Kind. Über die Eltern ist man auch mit den Großeltern verbunden und den dazugehörigen Tanten und Onkeln. Das Kind einer Freundin sagte einmal treffend: „Verwandte sind die Freunde, die immer kommen und die man sich nicht aussuchen kann!"

Bindung ist nicht lösbar. Der Vater bleibt der Vater, die Mutter die Mutter. Von Geschwistern und Großeltern kann man sich ebenso wenig trennen wie von Tanten und Onkeln. Sie gehören alle zur Familie. Selbst wenn man den Vater nie kennen gelernt hat, bleibt man mit ihm energetisch verbunden.

Aus der Verliebtheit zu Beginn kann eine Beziehung zwischen Mann und Frau entstehen. Mit der Zeit kann die Beziehung tiefer werden bis eine Bindung entsteht. Wird miteinander ein Kind gezeugt, ist dies immer verbindend. Auch wenn die Beziehung noch vor der Geburt auseinander geht. Das Neugeborene empfindet die Eltern als Einheit. Genetisch ist dies leicht nachzuvollziehen, da das Erbgut des Kindes aus der Verschmelzung, der Fusion beider Eltern entsteht. Auch in den Augen finden wir diese Entsprechung. Es gibt die Sichtweise des linken Auges und des rechten Auges, in der Fusion werden diese vereint.

Bindung entsteht schon im Mutterleib. Schon hier kann das Baby spüren, ob es willkommen ist, die Mutter ängstlich oder erfreut, der Vater präsent oder nicht anwesend. Im Bauch gibt es noch keine klaren Grenzen, der Stoffwechsel wird gemeinsam bewältigt und das Kind ernährt sich durch die Mutter. Bei der Geburt erlebt es die erste Trennung von der Mutter. Die ersten Stunden nach der Geburt sind wichtige Momente, in denen das Baby eine Verbindung von außen zur Mutter aufbaut. Dies geht vor allem über den Geruch, die Geräusche und das Fühlen. Das Sehen ist in diesem Moment noch nicht voll ausgeprägt.

Wer aber die ersten Stunden nach einer Geburt erlebt hat, weiß, wie intensiv das Baby schaut und über die Augen Kontakt aufnimmt. Dieser Augenkontakt ist wichtig. Instinktiv werden in den ersten Stunden und Tagen die Grundlagen für die Bindung gelegt. Wird diese Zeit gestört durch eine Trennung, z. B. durch Krankenhausaufenthalt und Operation, prägt dies die seelische Entwicklung des Kindes. In diesem Alter ist Trennung immer eine Qual. Der Säugling hat noch keinen Zeitbegriff und kann nicht verstehen, weshalb eine Trennung notwendig ist. Das Baby spürt das Lebensbedrohliche des Alleineseins. Es braucht die Mutter, um zu überleben. Kann dagegen das Vertrauen, das schon im Mutterleib aufgebaut wurde, weiter gepflegt werden, wird eine spätere, eventuell notwendige Trennung gut bewältigt und ertragen.

Gelingt die Bindung der Mutter zum Kind, kann das Kind auf dieser Grundlage aufbauen. Hat die Mutter eine gute Verbindung zum Vater, wird auch eine intensive Bindung zu diesem möglich.

Natürlich gibt es auch wichtige Persönlichkeiten im Leben eines Kindes, die stellvertretend die Aufgaben von Vater und Mutter übernehmen können. Wie schwierig es ist, die leiblichen Eltern zu ersetzen, sieht man bei Adoptivkindern, die trotz sehr kompetenter Ersatzeltern oft die Energie ihrer realen Eltern unterschwellig vermissen. Den eigenen Ursprung zu kennen und zu spüren ist für jedes Kind sehr wichtig. Daher können getrennt lebende Eltern ihre Kinder unterstützen, indem sie helfen die Verbindung zwischen dem Elternteil, der dem Expartner entspricht und dem Kind zu fördern, auch wenn dies mit Schwierigkeiten verbunden ist.

Beziehung im Gegensatz zur Bindung

> „Verwandte kann man sich nicht aussuchen, Freunde schon."
>
> *(Sprichwort)*

Im Unterschied zur Bindung ist eine Beziehung eine Verbindung, die man freiwillig wählt und die man jederzeit wieder lösen kann.

Oft sind Beziehungen zweckgebunden, eingegangen, um ein bestimmtes Ziel zu erreichen. Dies können Verbindungen zwischen Lehrern und Schülern, Partnern oder dem Chef und seinen Mitarbeitern sein, aber auch Freundschaften oder eine gute Nachbarschaft. Beziehungen ermöglichen ein gutes Miteinander, sind aber mehr oder minder leicht wieder zu trennen.

Auch gemeinsam Erlebtes kann sehr verbindend sein. Wahlverwandtschaften können entstehen. Trotzdem lassen sich auch diese wieder lösen, wenn auch manches Mal unter Schmerzen und mit viel Streit. Eine Trennung gelingt, wenn dem anderen für das gemeinsam Erlebte gedankt und das in dieser Zeit Erhaltene gewürdigt wird und wenn der eigene Anteil, der zur Trennung führte gesehen und die Verantwortung dafür übernommen wird. Nach einer solch bewussten Trennung können alle Beteiligten in Frieden und in guter Erinnerung ihren eigenen Weg weitergehen.

Im Gegensatz zur Beziehung ist eine Bindung nicht lösbar. Sie kann aber blockiert sein. Teile der Persönlichkeit drängen danach sich trotzdem mit dem anderen, z. B. dem Vater oder der Mutter zu verbinden, obwohl dies real nicht möglich ist. Dies geschieht meist unbewusst und führt oft zu unerfüllter Sehnsucht nach Liebe und Anerkennung, die von niemand anderem befriedigt werden kann.

Trennen sich Ehepaare mit Kindern, ist nur die Ebene der Beziehung im oberen Sinne lösbar. Auf der Ebene der Elternschaft bleiben sie dagegen für immer verbunden.

Eine Beziehung kann in eine Bindung übergehen. Dies geschieht vor allem durch die Geburt eines Kindes. Aber auch der Tod kann Menschen aneinander binden. Dies ist häufig nach Katastrophen oder in Krisengebieten zu beobachten. Fordert ein Erdbeben von einer Gemeinschaft viele Opfer, sind die Überlebenden den Toten in einer besonderen Weise zugewandt. Männer und Frauen, die aus Kriegs- oder Katastrophengebieten kommen, sind verbunden mit toten Kameraden und Vermissten. Dies macht es schwierig, sich von den Zurückgelassenen zu lösen und in den normalen Alltag zurückzukehren. Oft ist ein normales Leben für diese Menschen nur noch schwer möglich. Für neue und sogar für bestehende Bindungen scheint nur noch bedingt Platz zu sein.

Das Phänomen des Traumas

> „Die Härte in den Herzen der Eltern, die durch eigene Traumata oder denen der Großeltern entstanden ist, schränkt die Beweglichkeit der Seele der Kinder ein."
>
> *(Hunter Beaumont)*

Trauma heißt Verletzung. Es handelt sich dabei um einen massiven Eingriff, der entweder den Körper direkt verletzt oder die emotionale Struktur des Menschen. Traumata lassen die Menschen erstarren. Bestimmte Gefühle können eingefroren bleiben und werden oft ein Leben lang nicht mehr gespürt. Es gibt verschiedenste Ursachen, doch handelt es sich immer um tief einschneidende Ereignisse.

Wird ein Mensch körperlich, z. B. durch einen Unfall, verletzt, vollbringt dieser oft Höchstleistungen um sich in Sicherheit zu bringen. In diesem Augenblick spürt er keine Schmerzen. Die Taubheit wirkt wie eine Betäubung, die Empfindungen sind abgetrennt. Erst später treten Schmerzen auf. Wird die Wunde fachmännisch versorgt, braucht sie noch die Zeit der Heilung. Narben bleiben zurück und können noch lange schmerzen. Bei Verlust eines Körperteils erleben viele Menschen noch Jahre später Phantomschmerzen im verlorenen Teil. Das Trauma erinnert auf seine Art. Die ganzheitliche Medizin kennt diese Zusammenhänge zwischen körperlichen Symptomen und Störfeldern. Deshalb wird hier immer darauf geachtet, vorhandene Narben zu „entstören", damit die Körperenergie wieder ungehindert fließen kann.

Für ein Kind sind gesunde Bindungen ein Geschenk. In einer ausgewogenen Atmosphäre hat es die besten Möglichkeiten, seine eigene Kraft zu finden und den eigenen Weg zu gehen. Traumatische Ereignisse schränken die Bindungsfähigkeit in den Familien ein. Sie können Bindungen stören oder sogar blockieren, manchmal über einige Generationen hinweg. Das Kind versucht einen Ausgleich zu schaffen entweder durch sein Verhalten oder durch Krankheit. Es will unbedingt die Spannungen der Familie ins Gleichgewicht bringen.

So versucht die systemische Augentherapie die Verletzungen in der Familie aufzuspüren, die im Zusammenhang mit der Fehlsichtigkeit stehen. Wie beim Narben „entstören“ können nach einer Aufstellung die Energien wieder fließen und die Selbstheilungskräfte wirken.

Einschnitte in Familien

Zu den tiefgehenden Ereignissen, die das Fließen zwischen den einzelnen Familienmitgliedern verhindern bzw. blockieren, gehört der Verlust bzw. die Trennung von einer geliebten Person.

Die Trennung von der Mutter im Säuglings- und Kleinkindalter ist immer ein lebensbedrohliches Ereignis für das Kind. Das Kind kann dieses Ereignis nicht einordnen, es fühlt sich verlassen und zieht sich in sein Innerstes zurück. Dauert die Trennung länger an, wird dieser Mensch es schwer haben, andere Bindungen einzugehen. Das Gleiche gilt für eine Trennung vom Vater.

Eine der schlimmsten Einschnitte in Familien ist der plötzliche, unerwartete Tod. Sei es, dass Kinder ihre Eltern früh verlieren oder Eltern ihr Kind überleben.

Verlieren die Eltern ihr Kind durch Unfall oder Krankheit, erstarren sie häufig in ihrer Trauer. Die zurückgebliebenen Geschwister, aber auch die Nächstgeborenen haben es dann schwer von den Eltern gesehen zu werden. Auf diese Weise tragen auch die Geschwister mit. Vielleicht versuchen sie den Toten zu ersetzen und so die Eltern zu trösten. Das Schicksal verwickelt die einzelnen „Seelen“.

Die gleiche Dynamik entsteht bei einem frühen Verlust der Eltern. Diese Kinder haben oft als Erwachsene noch erstarrte Gefühle und Persönlichkeitsanteile, die sich auf sämtliche spätere Beziehungen und Bindungen auswirken.

Nicht umsonst gibt es in allen Religionen Rituale, die beim Tod ein voneinander Lösen ermöglichen sollen. Wir kennen das Trauerjahr, das Zeit gibt für eine Neuorientierung. Diese Rituale helfen, die Lebenden von den Toten zu trennen. Die Toten können nicht mehr zurück auf die Erde, es ist ein endgültiger Abschied in eine andere Welt. Die Überlebenden bleiben zurück und sollten nach einiger Zeit wieder mit Freuden leben. In der Trauerzeit wird nicht nur im Äußeren sortiert, was behalte ich, was gebe ich weg, wie nutze ich die Hinterlassenschaft. Im Inneren geschieht ein ähnlicher Prozess. Ist dieser gut abgeschlossen, behält die geliebte Person einen Platz im Herzen und trotzdem gibt es Raum für Neues. Konnte die Trauer- bzw. Leidenszeit aber nicht gelebt werden, zum Beispiel weil sich jemand durch viel Arbeit von dieser abgelenkt hat, ist auch kein Abschluss möglich. Dies verhindert den inneren Frieden. Teile der „Seele" bleiben auf den Toten fixiert und können später als Krankheitssymptome oder Verhaltensauffälligkeiten Schwierigkeiten machen.

Gelingt es, sich diese Zusammenhänge nachträglich bewusst zu machen, lässt sich die nicht gelebte Trauer nachholen. Dann eröffnen sich neue Möglichkeiten, der Körper kann sich wieder reorganisieren. Rituale können helfen, dem Verstorbenen einen Platz im Herzen zu geben. Es wirkt erleichternd und lebensbejahend, sich zu erlauben, zu Ehren des geliebten Toten in vollen Zügen zu leben.

Kriege und Terror beeinflussen viele Familien in hohem Maße. Hier werden Menschen verletzt und verletzen wiederum andere. Diese erlebten Traumata wirken noch bei den Enkeln nach und machen sich in den verschiedensten Symptomen bemerkbar.

Auch Gewalt, egal ob auf der körperlichen Ebene geschehen oder auf der emotionalen, hat eine Traumatisierung zur Folge, die von Generation zu Generation weitergegeben werden kann.

Kommt es zu Verletzungen in Familien, ist die Basis eines Familiensystems erstmal zerbrochen und es kommt zu Gegenreaktionen auf allen Ebenen.

Das Trauma im Familiensystem

> „Leiden ist leichter als lösen."
>
> *(Bert Hellinger)*

Traumatisierende Erlebnisse binden und blockieren bestimmte Persönlichkeitsanteile. Sie bleiben mit den Ereignissen verwoben, stehen der Person also nicht zur Verfügung. Dadurch wird der Kontakt zu sich selbst, aber auch zu anderen Menschen erschwert oder sogar unmöglich. Traumatisierende Erlebnisse stören damit auch den Fluss der Liebe zwischen Familienmitgliedern und anderen Menschen.

Der Mensch besteht aus verschiedenen Anteilen und Gefühlen, die je nach Rolle mehr oder weniger in den Vordergrund treten. Als Kind verhält sich eine Frau anders als später als Mutter. Im Beruf treten Qualitäten in den Vordergrund, die als Liebhaberin nicht wichtig sind. Je besser ein Mensch seine inneren Anteile kennt und zu allen Kontakt hat, desto leichter fällt es ihm spielerisch damit umzugehen und sie passend zur Situation einzusetzen. Egal, was gerade ansteht, dieser Mensch bleibt eins mit sich, ist integriert und damit handlungsfähig.

Ist die Verbindung zur inneren Persönlichkeitsstruktur gestört, drücken dies die blockierten Anteile durch unangemessene Verhaltensweisen oder Krankheitssymptome aus. Wie bei Geschwistern kann es dann zu Streitigkeiten zwischen den inneren Anteilen kommen. Gefühle der Zerrissenheit, nicht zu bändigende Wut und Aggression, Kontaktlosigkeit bis zu schwer depressiven Gefühlen, aber auch viele chronische Erkrankungen wie Allergien, Migräne und Sehproblematiken können die Folge sein. Der Mensch ist aus dem Gleichgewicht. Die Symptome sind nur ein Ausdruck dessen. Sie gemahnen den Menschen, sich mit seinem Inneren zu beschäftigen und versuchen ihm gleichzeitig zu ermöglichen im Gleichgewicht zu bleiben. Die

Blockierung erschwert jede Beziehung. Bei Bindungen wird der blockierte Anteil vom Partner oder auch vom Kind gespürt. Um dem anderen zu helfen oder auch nur um ihn zu erreichen, reagieren Kinder und Partner auf Unerlöstes oft, indem sie dieses übernehmen und „mittragen". Gleichzeitig werden eigene unbewältigte Gefühle, wie Ängste, Panikattacken, Aggressionen oder Trauer ausgelöst. So verwickelt sich der eine in die Gefühlswelt des anderen und es kann zu Eskalationen zwischen den Partnern kommen.

Die Sehnsucht nach Bindung und Nähe ist ein Grundbedürfnis. Wir leben es in den verschiedenen gelebten Beziehungen aus. Die erlebte Bindung zwischen Mutter und Kind bzw. Vater und Kind ist prägend. Sind bei den Eltern Persönlichkeitsanteile erstarrt oder sogar abgespalten, wird das Bedürfnis nach Nähe und Bindung nicht genügend befriedigt. Es kommt zu Kompensationsgefühlen. Manche Sucht nach materiellem Besitz oder Drogen ist eine Ersatzhandlung. Auch ständig wechselnde Partnerbeziehungen zeugen von einem unbefriedigten Grundbedürfnis nach Nähe, das immer wieder aufs Neue gesucht wird.

Kinder spüren, wenn Eltern mit sich nicht im Reinen sind, wie in Watte oder wie im Nebel leben, und der innere Kern ihrer Persönlichkeit nicht mit dem übereinstimmt, was sie von sich zeigen.

Zum Beispiel wird eine Mutter, die ihren geliebten Partner durch einen plötzlichen Tod verliert, zunächst mit einem Teil ihrer Persönlichkeit in Trauer erstarren. Diese Mutter steht nicht mehr mit all ihren Gefühlen zur Verfügung. In der ersten Zeit nach dem Tod ist die Sehnsucht nach dem verlorenen Mann womöglich übermächtig. Wird die Trauer bearbeitet, bleibt die Sehnsucht zwar, aber sie bindet nicht mehr die größten Teile der Persönlichkeit. Wird sie nicht bearbeitet, bleibt sie bewusst oder unbewusst immer bestehen. Dann hat es ein neuer Partner oder das Kind schwer und es ist, als ob der Kern der Persönlichkeit nicht mehr zu finden ist und die zurückbleibende Familie mit einer leeren Hülle lebt. Kinder versuchen dann das Verlorene zu ersetzen und verstricken sich. Sie übernehmen Verantwortung, die zu schwer ist und erstarren mit gewissen Anteilen selbst. So erstarrte Mütter beschränken sich oft auf Äußerlichkeiten. Das Kind wird auf der materiellen Ebene gut versorgt, verkümmert aber auf der emotionalen.

Es sind immer ursprünglich traumatische Ereignisse, die zu einer Blockierung zwischen Personen führen. Solange die Bindung nicht in vollem Umfang gelebt werden kann, strahlt das Defizit in die nächste Generation aus – so wie Narben den Energiefluss im Körper stören.

Ist der Zusammenhang zwischen Gefühl und dem ursprünglich traumatischen Ereignis verloren, treten Verhaltensauffälligkeiten oder Krankheiten auf. Je entfernter die Ursache ist, desto schwerer werden die Symptome.

Kinder schützen sich vor diesen Ungereimtheiten soweit es geht. Sie kompensieren durch nicht Hinschauen, nicht Hinspüren. Dies kann sich in den Augen widerspiegeln. Auch Erwachsene reagieren auf diese Art und Weise. Viele Augenerkrankungen symbolisieren ein Ausblenden oder Dämpfen von Erlebtem und Gefühltem. Erst wenn dem auslösenden Ereignis Raum gegeben wird, Trauer und Angst verarbeitet, Schuld und Liebe anerkannt wurden, lösen sich die Blockierungen und die Symptome dürfen verschwinden.

Persönlichkeitsanteile und ihre Dynamik

> „Geteilter Schmerz, ist halber Schmerz."
> *(Sprichwort)*

Meist ist nicht die gesamte Person durch eine traumatische Situation blockiert. Viele Persönlichkeitsanteile bleiben lebenslustig und handlungsfähig. Meist sind es nur einige Teile die durch das Erlebte fixiert und damit der Person nicht mehr zugänglich sind. Es gibt aber das Phänomen, dass traumatisierte Teile die Vorherrschaft übernehmen und die Persönlichkeit führen können. Tritt dieser Fall ein, kommt es zu unkontrollierbaren Wutausbrüchen oder zu depressiven Stimmungen, die beherrschend wirken. Oft drückt sich die Traumatisierung aber auch als Krankheitssymptom aus. Hier macht es Sinn, die Dynamik zwischen den einzelnen Teilen der Persönlichkeit zu erkennen.

Man unterscheidet zwei Möglichkeiten, wie es zu einer Abspaltung von Gefühlen kommt. Die erste, ist ein Trauma, das in der eigenen Lebensgeschichte erlebt wurde. Eine Situation in der es um das eigene Überleben ging.

Das Abspalten von Gefühlen ist eine Überlebensstrategie der menschlichen Seele. Es gibt Persönlichkeitsanteile, die dafür zuständig sind auch in stressreichen Zeiten, wie z. B. Krieg, Katastrophen oder bei Gewalteinwirkung zu handeln und zu entscheiden. Dazu müssen alle Persönlichkeitsanteile ruhig gestellt werden, die mit ihren Gefühlen die Handlungsfähigkeit einschränken würden. Die Seele dämpft deshalb die Gefühlsebene und die Schmerzempfindlichkeit. In lebensbedrohlichen Situationen spaltet sie diese sogar ab.

Überleben Menschen eine große Gefahr, gelingt es ihnen manchmal nicht mehr, sich aus der Erstarrung zu lösen. Die Fachwelt spricht dann vom post-traumatischen Syndrom. Nach traumatischen Erfahrungen findet ein Mensch nicht mehr oder nur noch zum Teil in seine frühere Realität zurück. Alltägliche Dinge wie Farben und Gerüche, die an das lebensbedrohliche Ereignis erinnern, können unkontrollierbare Reaktionen des Körpers hervorrufen. Traumatisierte Menschen tun alles, um nicht mehr erinnert zu werden. Dies schränkt den Spielraum ihres Lebens stark ein. Alte Bindungen werden unwichtig und neue nur noch schwer möglich.

Nach einem Trauma muss die gebundene Energie wieder in Fluss kommen. Bei Tieren geschieht dies durch Bewegung. Auf der Flucht oder im Kampf fließt die Erstarrung ab, löst sich die Traumaenergie (Peter Levine). Gelingt dem Tier die Flucht nicht, bleibt es betäubt und spürt den tödlichen Biss nicht.

Beim Menschen funktioniert dieser Mechanismus meist nicht so gut. Oft ist kein Raum für Handlung oder Bewegung. Die Erstarrung bleibt und kann nicht abfließen. Jetzt bräuchte die Seele Schutz und Zeit. Hat sie diesen Raum, kann sie ihre Gefühle ausleben, das Handeln nacherleben und sich umorganisieren. Gibt es keine Möglichkeit der Bearbeitung, bleibt die Abspaltung der Gefühle bestehen, die Erstarrung verfestigt sich. Der Kontakt zu diesem Persönlichkeitsanteil geht verloren und kann nicht mehr integriert werden. Diese Person verhärtet und lebt mit den restlichen ihrer verbleibenden Anteile. Abspaltungen können ohne Hilfe nur schwer integriert werden. Der Mensch ist ein Leben lang auf der Suche nach seinen verlorenen Anteilen. Er wiederholt das traumatische Ereignis immer wieder, will den damals erlebten Gefühlen nahe kommen und auf diese Weise die Traumaenergie lösen und die verlorenen Anteile integrieren. Dies löst aber gleichzeitig im Körper sehr hohen Stress aus, so dass die Annäherung wieder unterbrochen wird und das Leid übrig bleibt. Immer wieder ausgenutzt zu werden oder an den „falschen" zu geraten, sind Anzeichen für unerlöste Konflikte. Solange das ursprüngliche Ereignis nicht aufgearbeitet wurde, drücken sie sich in Krankheiten und symptomatischem Verhalten aus.

Erstarren in einer Generation Persönlichkeitsanteile, spürte dies die nachfolgende Generation. Die Kinder übernehmen oft die dazugehörenden Lebensmuster und können diese im schlechtesten Fall an die eigenen Kinder weitergeben.

Ein Erklärungsmodell ist, dass Kinder sehr sensibel auf alles ungesprochene, unterschwellige reagieren. Sie sind wie kleine Seismographen und spiegeln die innere Wirklichkeit der Eltern wider. Ein Kind merkt bei der Mutter die nicht bewusste Trauer und Sehnsucht, es spürt auch, dass diese nicht in vollen Zügen lebt und übernimmt so dieses Gefühl als Lebensmuster.

Dahinter steht meist das Prinzip: „Wenn ich mit dir trauere, leide, für dich handle, oftmals ohne zu wissen, um was es geht, dann wird es für dich leichter und ich werde geliebt." Aber niemand kann für den anderen leben, niemand kann Gefühle abnehmen.

Für das Kind üben die nicht gelebten Anteile der Eltern und Großeltern eine magische Faszination aus. Hier sind Gefühle zu spüren, Gefühle, die das Leben intensiv und lebenswert machen würden. Eltern, die innerlich verhärtet sind, lassen auf direktem Wege keinen Kontakt zu. Dem Kind bleibt nur der Umweg über die mitschwingenden, woanders fixierten Gefühle der Eltern. Es richtet Teile seiner Seele auf die verlorenen Anteile der Eltern und verhärtet nun selbst.

Zum Beispiel wird eine Mutter, die als Kleinkind durch den Verlust ihrer Mutter traumatisiert wurde und diesen Verlust nicht angemessen verarbeiten konnte, für ihr eigenes Neugeborenes nicht in voller Emotionsbreite zur Verfügung stehen. Ein Teil von ihr ist womöglich fixiert durch die Sehnsucht nach der Liebe der eigenen Mutter, in dem Fall der Großmutter des Babys. Sucht der Säugling die Gefühle der Mutter um sich wiederum seelisch zu binden, ist dies auf dem direkten Wege nicht möglich. Identifiziert sich das Kind mit der Großmutter, wird dieser ähnlich, kann es jetzt vielleicht die Mutter emotional erreichen. Sein Verhalten ist nun für alle weiteren Beziehungen geprägt. So überträgt ein Mensch mit erstarrten Gefühlen diese auch an die nächste Generation. Ebenso funktioniert dieser Mechanismus bei der vergeblichen Verbindung zwischen Vater und Kind.

Bekommt dieses Kind später wiederum ein Kind, hat das Neugeborene eventuell mit dem gleichen Muster zu kämpfen. Auch hier ist der direkte Kontakt nicht möglich, da die Mutter auf die Seele der Großmutter fixiert ist. So bleibt diesem Kind nichts anderes übrig, als sich genauso auf die Seele der Großmutter zu fixieren, um von der eigenen

Mutter gesehen und geliebt zu werden. Der Weg zur Seele der Mutter wird noch schwieriger. Verstrickungen dieser Art können viele Generationen weitergeführt werden und ganze Reihen von Frauen und Männern in ihrem Verhalten prägen.

Entscheidend ist der Umgang mit den traumatisierenden Ereignissen. Werden sie verschwiegen oder wird darüber gesprochen? Solange eine Familie nicht offen über ihre Familiengeschichte sprechen kann, es Ungereimtheiten oder gar Geheimnisse gibt, machen Symptome sichtbar, was in Familien nicht gesehen und nicht gespürt werden kann.

Ist das auslösende Ereignis in der Familie bekannt und wird nicht verschwiegen, dann gehört es dazu. Das abgespaltene Gefühl ist integrierbar. Alle fühlen dementsprechend und tragen am Schicksal der Familie mit. Die Ereignisse in der Familiengeschichte zu kennen und damit in Frieden zu sein, lässt Gefühle wieder fließen. Es braucht keine Umwege mehr. Unerklärliche Reaktionsweisen oder Krankheits-Symptome hatten einen Grund und können jetzt einem Ereignis zugeordnet werden. Sie sind dann legitim und dürfen da sein. Vielfach haben sie dann ihre Aufgabe, auf etwas Unerledigtes aufmerksam zu machen, erfüllt. Die Spannung verschwindet. Störende Faktoren oder Symptome werden überflüssig. Die Seelen organisieren sich neu. Innere Anteile werden wieder lebendig, das Spiel mit den eigenen Gefühlen ist möglich und der Mensch bleibt jederzeit integriert und handlungsfähig. Auf der körperlichen Ebene werden Organe besser durchblutet und mit Energie versorgt.

Symptome und ihre Funktion

> „Wenn du wissen willst, wer du warst,
> dann schau, wer du bist.
> Wenn du wissen willst, wer du sein wirst,
> dann schau, was du tust".
> *(Padmasambhava, 8.–9. Jahrhundert)*

Ein Symptom, auch das der Fehlsichtigkeit oder der Augenerkrankungen, steht für ein Gefühl, das nicht verarbeitet wurde. Die Organe, hier die Augen, springen dann an der Stelle ein, an der die Seele verletzt wurde. Dadurch übernimmt das Organ das traumatische Gefühl und erstarrt. Es wird krank, es kann seine ursprüngliche Aufgabe nicht mehr bewältigen. Das Trauma muss nicht bewusst gespürt werden, da das Organ das abgekoppelte Gefühl übernommen hat. Auch in der chinesischen Medizin gibt es die Vorstellung, dass die Energie im jeweiligen Organkreis nicht mehr fließt. Thermographien des Körpers zeigen dann eine Minderdurchblutung der jeweils betroffenen Stellen.

Krankheitssymptome können eine wichtige Überlebensstrategie sein. Sie wirken wie ein Puffer. Käme der Mensch durch ein ähnliches Ereignis dem traumatischen Gefühl zu nahe, würde dies eine unkontrollierbare Gefühlsexplosion und massive körperliche Reaktionen auslösen. Symptome legen sich dazwischen, bevor der Mensch auf der seelischen Ebene stirbt.

Die Funktion von körperlichen Symptomen ist solange notwendig, bis genügend Sicherheit vorhanden ist, um Traumagefühle zu lösen. Wenn das verlorene Gefühl voll und ganz wieder von der Seele übernommen werden kann, wird das Organ frei und es besinnt sich auf seine ursprüngliche Funktion. Um den Schmerz des Lösens zu ertragen, müssen genügend Ressourcen zur Verfügung stehen. In der systemischen Augentherapie wird deshalb den begleitenden Augenübungen ein großer Stellenwert eingeräumt. Ihr Ziel ist unter anderem die eigenen Ressourcen zu stärken und die Selbstheilungskräfte zu aktivieren. In einer ganzheitlichen Praxis ist der Zusammenhang zwischen Körper und Seele bekannt. Vor der Heilung kommt es manches Mal erst zu Verschlimmerungen oder neue Symptome erscheinen. Dann muss im Heilungsprozess wie bei einer Zwiebel die nächste Schale abgetragen werden, bis das zu Grunde liegende Ereignis erkennbar wird. Die Homöopathie kennt dieses Phänomen.

Werden Energien im Körper z. B. durch Akupunktur, Massagen oder Übungen aus dem Sehtraining wieder zum Fließen gebracht, kann die Erinnerung an Erlebtes wieder wach werden und verdeckte Traumata ins Bewusstsein geholt werden. Manchmal fließen dann Tränen, die jahrelang zurückgehalten wurden.

Werden Symptome in Aufstellungen durch Stellvertreter dargestellt, lässt sich oft beobachten, dass der Körper zunächst misstrauisch bleibt. Erst wenn genügend Ressourcen vorhanden sind, neue Verhaltensmuster zu integrieren, kann das Symptom voll und ganz losgelassen werden. Manchmal ist der Übergang mit Schmerzen verbunden und es fällt schwer Abschied von Symptomen und Verhaltensweisen zu nehmen. Der Körper muss das Neue erst üben. Die Symptome sind unsere Wächter. Sie werden wieder aktiv, sobald unser Bewusstsein ins alte Muster zurückfällt.

Deshalb kann es auch beim Sehen zu großen Schwankungen kommen. Wie ein Seismograph gibt unser Visus unsere Präsenz und Zentrierung bekannt.

Ein wunderbares Gleichnis gibt die Psychotherapeutin Dr.phil. Eva Madelung, die das Leben mit Schwimmen in einem Fluss vergleicht. Manche Familienereignisse hängen uns wie Steine um den Hals und verhindern das Schwimmen. Mit Hilfe des Familienstellens ist es möglich den Ursachen auf den Grund zu gehen und die Steine vom Hals zu lösen. Doch oft bereitet das Schwimmen selbst noch Schwierigkeiten und muss geübt werden, um sich sicher durch den „Fluss des Lebens“ zu bewegen.

Ursachenforschung betreiben und Ressourcen stärken sind zwei Seiten einer Medaille. In der systemischen Augentherapie werden beide Seiten beachtet. Die Seele braucht genügend gesunde Anteile, um sich den verletzten Gefühlen annehmen zu können. Zur Stärkung dieser Anteile eignen sich viele Techniken: Augenübungen, Meditation, Kinesiologie, NLP, energetische Methoden, Bachblüten oder die Homöopathie – sie sind alle gute Begleiter zur Stabilisierung und Stärkung vorhandener Ressourcen.

Im Übungsteil werden ganzheitliche Augenübungen vorgestellt, die sich in der Praxis bewährt haben. Erst wer gut gestärkt ist, kann den nächsten Schritt tun, und mit dem Entwirren der verletzten Familiengefühle fortschreiten. Allmählich bekommt man auf diese Art Symptome auf der emotionalen, körperlichen und systemischen Ebene frei. Dem Klienten stehen mit der Zeit wieder sämtliche Gefühle und Anteile zur Verfügung, seine Organe können sich voll und ganz ihren eigentlichen Aufgaben widmen.

Die Augen und das Familiensystem

> „Wir haben eine doppelte Moral:
> eine, die wir predigen, aber nicht anwenden,
> und eine, die wir anwenden,
> aber nicht predigen."
>
> *(Bertrand Russell)*

Klar sehen bedeutet alles anschauen zu können, dies auszuhalten und dabei zentriert zu bleiben. Wird ein Mensch mit Ungereimtem und Unerlöstem konfrontiert, muss er acht geben, nicht aus dem Gleichgewicht zu geraten. Die Augen spiegeln diesen Konflikt. Sie dämpfen oder unterbrechen den Kontakt und schützen die Seele so vor dem „Unerlösten". Dabei gibt es das Sehen der äußeren Realität und der inneren Bilder, Träume und Visionen. In beide Richtungen kann die Verbindung gestört sein.

Unterbrochener Augenkontakt

Über den Augenkontakt verbinden sich die Menschen. Man spricht von „Liebe auf den ersten Blick". Ein kurzer Augenblick genügt, und schon ist klar, ob eine freundschaftliche Beziehung entstehen wird. Wir sehen sofort: Der ist mir sympathisch und den mag ich nicht. Die Augen erkennen mehr als nur die äußere Erscheinung. Es ist schwierig zu lügen und dem anderen dabei in die Augen zu schauen. Hat ein Mensch etwas zu verbergen, vermeidet er den Augenkontakt.

Gefühle sind direkt in den Augen des anderen lesbar. Zum Beispiel ist es in bestimmten islamischen Gesellschaften nicht üblich, dem anderen direkt in die Augen zu schauen. Es gilt als zu intim. Den Kopf in einer Verbeugung vor dem anderen zu senken, zeugt von großem Vertrauen und Respekt. Der andere wird demütig als Ganzes angenommen, ohne über die Augen wahrnehmbare Gefühle zu kontrollieren und zu hinterfragen. Eine Geste, die vor Respektspersonen üblich war und in manchen Regionen und Kulturen immer noch ist.

Kleinkinder, für die Gefühl und Körper noch eins sind, glauben zu verschwinden, sobald sie sich die Augen zuhalten. Sie müssen erst lernen, dass ihr eigener Körper anwesend bleibt, auch wenn sie selbst ihre Umgebung nicht mehr sehen.

Schutz vor Gefühlen

Der schützende Nebel, in den die Augen uns hüllen, ist ein Aspekt, der immer wieder auftaucht. Dieser Nebel ist ein guter Puffer vor übergroßen Gefühlen und vor Unklarheiten. Bevor die Verwirrung von außen übernommen wird, ist es besser, den Kontakt nach außen zu dämpfen. Dies ermöglicht uns zu leben, obwohl die Welt um uns herum schwankt. So ist eine meiner Klientinnen innerhalb von einem halben Jahr stark kurzsichtig geworden, nachdem ihre Mutter ermordet worden war.

Etwas Schlimmes zu erleben, ist oft leichter zu ertragen, wenn die Augen nicht alles klar sehen. Die Augen dosieren die Realität, die wir vertragen und helfen uns durch das Dämpfen von Gefühlen, weiterzuleben.

Brille übernimmt Schutz

Werden eine Brille oder auch Kontaktlinsen aufgesetzt, so wird die Sicht klar. Die Augen sind nun durch eine Scheibe geschützt. Die visuelle Energie nach außen ist unterbrochen. Ein Kontakt ist nur noch in veränderter Form möglich. Interessanterweise nehmen viele Menschen bei intensiven Gefühlen ihre Brille lieber ab. Trotz verschwommener Sicht scheint eine größere Empfänglichkeit für Gefühle vorhanden zu sein. Dies ist ein Dilemma. Denn gleichzeitig wird der visuelle Kontakt nach außen durch die Fehlsichtigkeit gedämpft. Anscheinend kann die Realität nur mit Hilfe eines Schutzes, der Brille, klar gesehen werden.

Verschiedene Zuständigkeiten der Augen

Die Augen sind wie eigenständige Wesen. Es gibt die rechte und die linke Sichtweise.

Aufstellungen zeigen immer wieder, dass es eine Art Aufgabenverteilung zwischen den Augen gibt, die es gilt, in der Fusion zu vereinen. Dabei zeigt die Erfahrung, dass das linke Auge mehr in die Problematik der weiblichen Linie involviert ist, während das rechte der männlichen zugeordnet werden kann. Über diesen Kanal wird die Zerrissenheit des Menschen sichtbar, die Schwierigkeit, Dualitäten zu verschmelzen und gleichzeitig zu ertragen.

In Familien, bei denen massive familiäre Probleme zwischen Vater und Mutter bestehen, finden sich gehäuft Kinder mit innerer Unruhe. Die Blicksteuerung gerät durcheinander, das Sehen mit beiden Augen ist erschwert und es kommt zu den verschiedensten Formen des Schielens.

Die Augen – Brücke zwischen äußerer und innerer Welt

> „Der Sitz der Seele ist da, wo sich manchmal Innen- und Außenwelt berühren."
> *(Novalis)*

Es lässt sich feststellen, dass es ein Sehen in zwei Richtungen gibt. Die Augen haben sowohl die Aufgabe, unsere äußere Realität zu erfassen und an das Gehirn weiterzugeben, als auch den Zugang zur inneren Welt zu ermöglichen. Träume, Visionen bilden sich auf der Netzhaut ab. Innere Bilder können so klar sein, dass sie kaum von real Gelebtem zu unterscheiden sind. Der visuelle Weg geht in beide Richtungen, von außen nach innen und von innen nach außen.

Der Weg kann in beide Richtungen blockiert sein. Nach außen bedeutet dies, Verschwommenheit im äußeren Sehen, nach innen ein fehlender Kontakt zu eigenen inneren Anteilen und Gefühlen. In Aufstellungen weisen die Augen immer wieder auf die spezielle Qualität des Problems. Manchmal ist der Klient nicht mehr fähig, den Kontakt nach außen zu halten, manchmal hat er den Zugang zu seiner Innenwelt verloren. Hin und wieder ist der Fluss auch nach beiden Seiten gestört. Erblindete Augen sind oft Meister im Erspüren von inneren Bildern, sie können mit diesen Bildern, Gefühle von anderen Menschen abtasten und Visionen erzeugen.

In Aufstellungen kommt es immer wieder vor, dass es eine Art Aufgabenverteilung geben kann. Ein Auge ist dann eher für die innere Welt zuständig, während das andere sich der Realität, der Gegenwart zuwendet. Auch dies kann zur Schwierigkeit führen, beide Qualitäten gleichwertig zu leben. In der Fusion ist das Verschmelzen der beiden Bilder dann anstrengend.

Die systemische Augentherapie hilft die Dynamik der Fehlsichtigkeiten und Augenerkrankungen besser zu verstehen und einzuordnen. Dies wirkt sich positiv auf das Sehen aus.

> „Was man zu verstehen gelernt hat,
> fürchtet man nicht mehr."
> *(Marie Curie)*

Die Methode der systemischen Augentherapie und Beispiele aus der Praxis

Methode

Die systemische Augentherapie ist eine Therapieform, die für sämtliche Fehlsichtigkeiten und Augenerkrankungen geeignet ist. Mit ihr ist es möglich, innere Spannungen, die das Sehen beeinflussen, aufzudecken und aufzulösen. Oft werden dabei ursprünglich traumatisierende Erlebnisse im Familiensystem aufgedeckt. Wenn systemisch gearbeitet wird, greifen Ansätze aus dem körperlichen, emotionalen oder auch energetischen Bereich schneller und besser. Gelingt die Verzahnung von ressourcenstärkenden Methoden, wie zum Beispiel Augenübungen, Kinesiologie, Augenakupunktur und Sitzungen mit systemischen Aufstellungen, stabilisiert sich die gesamte Konstitution des Menschen. Doppelbilder verschwinden, langjährige Kopfschmerzen oder Allergien lösen sich auf, Kinder lesen wieder gerne, klares Sehen wird möglich. Ein „Nebeneffekt" ist das erlebte Gefühl der vollständigen inneren Einheit und Zentrierung. Das Gefühl der Klarheit wirkt sich auf alle Lebensbereiche positiv aus. Paarbeziehungen vertiefen sich, Eltern – Kind – Bindungen werden intensiver und reicher, sogar der berufliche Alltag wird leichter.

Entwickelt habe ich die systemische Augentherapie aus meiner langjährigen Erfahrung als Augentrainerin und der Methode des Familienstellens, die ich bei Prof. Dr. Franz

Ruppert, Professor an der katholischen Stiftungsfachhochschule für Psychologie, gelernt habe.

Menschenbild

Wie Ruppert und viele andere Psychologen und deren Schulen auch, geht die systemische Augentherapie von der Annahme aus, dass ein Mensch aus vielen Teilpersönlichkeiten, Gefühlsaspekten oder auch Rollen besteht.

Je nach erforderlicher Lebenslage werden für unterschiedliche Situationen die geeigneten Persönlichkeitsanteile aktiv und lassen uns mit unserem Geliebten anders als mit unserem Arbeitgeber umgehen. Manchmal greift man dabei in die falsche Schublade. Dann geschieht es, dass sich bestimmte Anteile unserer Persönlichkeit reflexartig verhalten. Plötzlich fließen bei unpassender Gelegenheit Tränen oder Worte werden gesprochen, die später bereut werden. Dieses Verhalten wird meist nicht bewusst gesteuert. Unbewusste Gefühle haben reflexartig auf einen äußeren Reiz reagiert. Zum Beispiel kann es zu einer Verschiebung kommen, wenn das Arbeitsverhältnis mit dem Chef emotional mit der Beziehung zum eigenen Vater verwechselt wird. Das übermäßige Verlangen nach Anerkennung vom Chef ist dann in Wahrheit die unerfüllte Sehnsucht nach dem Lob des Vaters. Dieser Mechanismus läuft unbewusst ab und kann sich sowohl in der Psyche, als auch in Körpersymptomen oder unpassendem Verhalten bemerkbar machen.

Die Aufstellungsarbeit ermöglicht durch das Aufteilen in die einzelnen Aspekte der Persönlichkeit ein sehr genaues Abbild der inneren Struktur. Die kindlichen Anteile die in ihrem Wachstum stecken geblieben sind, Gefühle, die nicht zu kontrollieren sind, gilt es zu erkennen und neu zu besetzen. Nicht immer gelingt dies auf Anhieb, meistens sind viele Schritte notwendig.

Abgekoppelte, und damit unbewusste Teilaspekte unserer Persönlichkeit können sowohl auf der Verhaltensebene als auch auf der körperlichen Ebene symptomatisch werden. Ist jemand auf der seelischen, emotionalen Ebene überfordert, wählt er meist die Strategie, ein körperliches Symptom zu bilden. Die meisten kennen es: Werden die Anforderungen zu groß und keine Möglichkeit der Abgrenzung mehr gesehen, wird der nächste Grippevirus „bereitwillig" aufgeschnappt. Das Fieber und der Schnupfen zwingen ins Bett – und damit zu Abstand und Ruhe.

Was nicht bewusst gelebt werden kann, wird als Symptom aktiv. Die Symptome übernehmen ihre Aufgabe, die Seele zu schützen. Bis der Mensch die Kraft hat, Zusammenhänge und Ursachen anzuschauen und zu erspüren, solange weisen Symptome auf das Ungereimte hin.

Die Struktur unserer Ursprungsfamilie spiegelt sich in uns wider. Um Krankmachendes zu heilen, ist es im ersten Schritt wichtig, die starken und gesunden Anteile der Persönlichkeit zu finden und zu stärken. Dabei ist es wesentlich, die eigenen Ressourcen und die gesunden Anteile zu spüren und zu integrieren. Im Außen bedeutet dies, Kontakt zu den stärkenden Beziehungen und Familienmitgliedern aufzunehmen bzw. in Abstand zu gehen zu den nicht geklärten Bindungen. Dies stärkt die eigene Kraft und Energie und damit die Selbstheilungskräfte.

Heilung entsteht durch das Finden der eigenen Mitte. In Einklang zu sein mit den eigenen Fähigkeiten und Qualitäten, ist dabei ein wichtiger Schritt. Kraft entsteht durch das Anerkennen der eigenen Abstammung, dem Zustimmen zu den Wurzeln und der persönlichen Geschichte. Gelingt dies, ist es gut möglich, frei und selbständig den eigenen Lebensweg weiterzugehen und innerlich zu wachsen.

Das Finden der eigenen Mitte ist ein längerer Prozess, der in verschiedenen Phasen abläuft. Bewährt hat sich als erstes die Seele auf Abstand zum ursächlichen Stress bzw. Trauma zu bringen. Dann wird oft eine Ruhephase zur Regeneration benötigt, bevor die zugefügten Wunden in einem Selbst oder im Familiensystem als dazugehörig integriert werden können. In Einklang zu sein, mit allem was passiert ist, die dritte Phase, versöhnt und ermöglicht Heilung.

Auf Abstand gehen

Die erste Phase dient dazu, Abstand zum auslösenden Ereignis, zum Stress oder sogar Trauma zu gewinnen. Dies muss oft erst erlernt werden, denn der Stress bzw. das Trauma ist wie ein Wasserstrudel. In der Nähe des Strudels ist die Sogwirkung am größten und die Möglichkeit sich zu entfernen kostet viel Kraft. Man wird leicht mitgerissen und der Handlungsspielraum verengt sich dann dramatisch. Manche Menschen reagieren mit hektischer Aktivität und fühlen sich wie gefangen in einem Hamsterrad, andere werden lethargisch und energielos.

Ein Blick aus der Ferne eröffnet neue Perspektiven, Lösungen werden sichtbar. Auf Abstand zu gehen ist ein notwendiger erster Schritt, um die eigenen Ressourcen zu finden und zu spüren. Ganzheitliche Übungen und Entspannungstechniken wie das autogene Training ermöglichen es, sich im Alltag, durch Schwereübungen und Atemübungen innerlich auf Abstand zum alltäglichen Stress zu bringen.

Wurde ein Mensch in seiner Persönlichkeit stark verletzt, muss er lernen Abstand zu bekommen und braucht Hilfe dabei. Denn die gesunden Persönlichkeitsanteile eines seelisch verletzten Menschen werden zwar automatisch alle Situationen vermeiden, die an das ursprüngliche Ereignis erinnern, aber gleichzeitig schreien die blockierten Anteile nach Erlösung und versuchen durch Wiederholung und Reinszenierung des ursprünglichen Geschehens diese zu heilen. (Peter Levine, Traumaheilung) Die Wiederholung wird gleichsam von den verletzten Persönlichkeitsanteilen erzwungen. Dieser Mensch lebt in einem Teufelskreis von zwanghafter Vermeidung und ebenso zwanghafter Wiederholung.

Ist der ursächliche Konflikt nicht mehr präsent und die ursprüngliche Verletzung geschah bei den Eltern oder Großeltern, können die Nachkommen den Sog der traumatischen Energie oft noch wahrnehmen. Kinder spüren den Gefühlszustand der Eltern und können in den gleichen Teufelskreis geraten. Aus diesem auszubrechen verlangt Kraft. Die Nachfahren haben es schwer den eigenen Weg zu gehen, wenn dieser bedeutet, sich scheinbar unsolidarisch mit den Eltern zu verhalten. In der Sucht ist dieses Phänomen als das Konzept der Co-Abhängigkeit bekannt. Für diese Kinder bedeutet der erste Schritt, auf Abstand zu gehen, sich zunächst von der Familie zu lösen, anders zu handeln, neue Gefühle zuzulassen und sich von den Verletzungen und Emotionen der Eltern abzugrenzen. Dies ist erst ab einem gewissen Reifegrad des Kindes möglich. Die bisherige Funktion in der Familie muss aufgegeben werden. Das löst zunächst Angst aus. Noch ist ja nicht klar, was passiert, wenn man sich anders verhält. Die Seele muss sich zutrauen diese Schritte zu tun und sie den Familienmitgliedern zuzumuten.

Hier leistet die Aufstellungsarbeit einen wichtigen Beitrag. Zu erkennen, welchem ursächlichen Stress bzw. Trauma man ausgeliefert ist, auch wenn der Auslöser Generationen zurückliegt, kann helfen die eigene Dynamik zu erkennen und den richtigen Abstand zu finden.

Ressourcen stärken

Nach dieser ersten Phase des auf Abstand Gehens braucht es eine Zeit der Ruhe. Sie kann für diverse, das Wohlbefinden steigernde Übungen genutzt werden. Augenübungen, Körperübungen, Massagen und energetische Behandlungen wirken jetzt besonders gut. Auch lösungsorientierte Methoden, wie das NLP oder die Kinesiologie können den Prozess gut unterstützen. Das Erspüren des eigenen Körpers und das Üben der eigenen Fähigkeiten stehen im Mittelpunkt So wachsen Kraft und Zutrauen für den nächsten Schritt. Für Fehlsichtige und Augenerkrankte bedeutet dies, Kontakt zu den Augen bzw. zum Sehen aufzunehmen und mit der Energie der beiden Augen und dem Sehen in Berührung zu kommen. In dieser Phase geht es vor allem um das Annehmen der Augen in ihrer jetzigen

Qualität. Ein liebevoller Umgang und eine große Achtsamkeit tun ihnen gut.

Augenmassage, siehe Seite 183 Kompressen für die Augen, siehe Seite 184 (Übung 13)

Jedes Symptom hat unter anderem auch einen Schutzaspekt, der für unsere Seele wichtig ist. Auch unsere Augen schützen uns – zu dem Preis nicht mehr perfekt zu sehen. Sie schenken uns den Schonraum, der uns ermöglicht, zentriert zu bleiben und im Einklang zu sein mit dem, was im Moment gespürt und erinnert wird. Dieses wahrzunehmen und zu würdigen, sich bei den Augen zu bedanken für ihre Art der Leistung, gibt Kraft und Zuversicht.

In Einklang kommen

In der dritten Phase sollen Körper und Seele, innen und außen, Vergangenheit und Gegenwart in Einklang kommen. Die Kunst besteht darin, Kontakt zur Umwelt zu halten und sich dabei in Sicherheit zu fühlen. Gleichzeitig sein innerstes zu spüren und in Kommunikation zu gehen. Sich abzugrenzen, um die innere Struktur zu schützen, und nach außen zu treten. Loyal gegenüber der eigenen Familie und Lebensgeschichte zu sein und trotzdem den eigenen Weg zu gehen. Es gilt diese Dualitäten zu leben und zu vereinen.

Meditation in die einzelnen Augen, siehe Seite 185 (Übung 14)

Es ist entlastend, die Familiengeschichte zu kennen, sie zu würdigen und anzunehmen. Alle Traumata, auch die vergangenen, gehören dazu, sämtliche Verletzungen, die beigebracht und anderen zugefügt wurden. Wie Verletzungen am Körper können auch seelische Verletzungen nicht ungeschehen gemacht werden, aber es ist möglich die Narben zu „entstören" und damit verwundete Körper- bzw. Seelenanteile zu integrieren.

Gelingt dieser Prozess, kehrt Ruhe ein: für den Menschen und sein Familiensystem. Die Familie wird zur Kraftquelle und die Augen können die Gegenwart sehen. Auch in dieser dritten Phase bewährt sich die Aufstellungsarbeit in der Gruppen- oder Einzeltherapie.

Häufig vollzieht sich dieser Prozess nicht geradlinig, sondern in Kreisen. Immer wieder wird zwischen klärenden, also. aufdeckenden und stärkenden, also integrierenden Phasen gewechselt. Bei der systemischen Augentherapie sind die so genannten „Ruhepausen" wichtige Zeiten, die für Augenübungen besonders gewinnbringend genutzt werden können. Ein afrikanisches Sprichwort sagt: „Gras wächst nicht schneller, wenn man daran zieht." Für die Gesundung eines Menschen und seiner Augen gilt dies ebenso. Die Zeit ist nötig, damit das neu Erkannte verinnerlicht und der nächste Schritt gegangen werden kann.

Mit der Zeit wird die Selbstverantwortung für das eigene Leben immer besser spürbar. Die Möglichkeiten sein eigenes Leben selbst zu gestalten sind nicht mehr abhängig von der bisher gelebten Lebensgeschichte und Familie. Verletzungen, die nicht zu ändern sind, anzuerkennen, gehört zum Prozess des Sehen Lernens dazu.

Therapeutische Arbeit

Um die innere Persönlichkeitsstruktur erfahrbar zu machen, braucht es ein Medium, im wörtlichen Sinne: einen Vermittler, der Vorgänge sichtbar macht. Damit die Dynamik zwischen den einzelnen Aspekten erkennbar wird, werden innere Anteile, Gefühle und Symptome personifiziert. Wie beim Familienstellen kann mit Symbolen oder Personen gearbeitet werden, die Menschen aus dem Bezugsystem, Gefühle, Symptome oder sogar Körperteile vertreten.

Erstellen eines Stammbaums, siehe Seite 187 (Übung 15)

Gruppenarbeit

Diese zielorientierte Methode wird in der Gruppe angewendet. Es geht um das persönliche Anliegen eines Einzelnen, an dem alle Gruppenmitglieder teilnehmen. Davon profitieren alle, denn jeder sieht, was hindert und was stärkt. Freiwilligkeit ist während der ganzen Arbeit oberstes Gebot. Die Stellvertreter dürfen eine Rolle die ihnen zu schwer erscheint, ablehnen. Noch während der Aufstellung können sie jederzeit entscheiden, den Prozess für sich zu beenden. Der Prozess darf nur soweit gehen, wie der Klient bereit ist, sich für die Problematik zu öffnen. Dies hat der Klient selbst in der Hand und ist abhängig von den ihm zur Verfügung stehenden Ressourcen.

Für den Therapeuten ist es wichtig, die Prozesse genau zu spüren. Stellvertreter haben oft ähnliche innere Spannungen zu bewältigen, wie sie in der fremden Aufstellung gerade erlebt werden. So profitieren sie sehr, auch wenn es vordergründig nicht um ihr eigenes Thema geht. Auch hier gilt es achtsam auf jeden Teilnehmer einzugehen. Lassen die Stellvertreter sich auf diesen Prozess ein, kann auch für sie ein weiterer Entwicklungsschritt möglich werden. Die innere Distanz macht es ihnen leichter etwas zuzulassen, was im eigenen System noch nicht möglich ist. Die Teilnahme ist daher eine gute Vorübung für die eigene Aufstellung. Es ist wie ein Kennen Lernen verschiedenster

Gefühle, die in der eigenen Persönlichkeit und dem eigenen Bezugssystem noch nicht gelebt werden können.

In Seminaren ist jeder für sich selbst verantwortlich. Nach einer aufwühlenden Aufstellung kann es wichtig sein, sich zusätzliche Unterstützung bei einem geeigneten Therapeuten zu holen. In schweren Fällen sollte die Aufstellungsarbeit therapeutisch begleitet werden. Immer gibt es die Möglichkeit eines Nachgesprächs beim Seminarleiter. In der Einzelarbeit wird die systemische Arbeit ergänzend zu anderen ressourcenorientierten Therapieformen verwendet.

Der Aufstellende benennt schon im Vorgespräch, worum es ihm geht. In seiner Formulierung des Anliegens kann er durch Fragen unterstützt werden: Was wäre das nächste Ziel? Welche Änderungen wünscht sich der Klient für den Moment? Woran würde er erkennen, dass es ihm besser geht? Der Therapeut hört zu und überlegt, welche Gefühle und Teilaspekte für die Thematik wichtig sind und wohin die Dynamik führt. Dann regt er zur Auswahl der Gefühle, Aspekte oder Familienmitglieder an. Der Klient wählt jeweils Stellvertreter aus und stellt sie nach seinem inneren Bild in den Raum. Er selbst stellt sich nicht dazu. Zwischen den Stellvertretern ist nur die Zuordnung wichtig wie nah oder fern, einander zugewandt oder abgewandt sie sind. Die Gesten und Bewegungen werden von den Stellvertretern erspürt. Im Laufe des Prozesses werden zusätzlich zu den inneren Anteilen entsprechende Personen aus der Familie oder der persönlichen Umgebung mit aufgestellt.

Die Stellvertreter fühlen sich an ihrem Platz ein und beschreiben, wie es ihnen geht. Dabei können sie sich frei bewegen und je nach Gefühl sich anderen annähern oder von diesen entfernen. Oft entstehen Gespräche zwischen den einzelnen Teilnehmern, die den inneren Dialogen entsprechen können. Manche Stellvertreter sind auch völlig erstarrt und fühlen sich wie taub. Der Körper reagiert direkt auf die Anordnung. Stellvertreter spüren oft Symptome wie Kribbeln in den Beinen, warme bzw. kalte Hände oder einen Druck auf der Brust, der das Atmen erschwert. In einigen Fällen kommt es vor, dass es dem Stellvertreter zu schwer fällt stehen zu bleiben und er zu Boden sinkt. Wird der Klient zu dem befragt, was die anderen Teilnehmer spüren und formulieren, bestätigt dieser meist erstaunt die Genauigkeit des Gesehenen.

Durch die Anordnung entsteht ein Feld, in dem innere Spannungen und Dynamiken sichtbar werden. Alle sehen und erleben, wie die einzelnen Anteile des Klienten und dessen Augen mit seinen Bezugspersonen verwoben sind. Sogar Beobachter von außen können das Geschehen nachvollziehen. Besteht kein Kontakt zu den Augen oder den aufgestellten Gefühlen, wird auch dies bald ersichtlich. Der Therapeut fügt solange Anteile oder auch Personen hinzu, bis die Dynamik sich zeigt. Danach ist es möglich mit Hilfe lösender Sätze und Gesten, wie z. B. einer Umarmung, die meist von den Stellvertretern selbst erspürt wird, die Spannungen zu lösen. Oft gelingt es so, Kontakt zu Abspaltungen und nicht Gespürtem wieder herzustellen.

Häufig stehen mehrere Anteile einer Person in unterschiedlichen Altersstufen im Raum. Die kindlichen, zum Teil erstarrten Anteile und die schon erwachsenen, strukturierten Anteile. Die erwachsenen Aspekte zu stärken, um die kindlichen Teile an die Hand zu nehmen, ist oft ein Weg zur Lösung. In vielen Fällen ist die Familie so verstrickt, dass die Kraft zunächst aus den Ressourcen des Klienten selbst kommen muss.

Zum Abschluss darf der Klient, wenn er möchte, seine eigene Position einnehmen und selbst zu eigenen Teilaspekten und auch zu wichtigen Familienmitgliedern Kontakt aufnehmen. So kann er direkt erspüren, was wichtig ist und was stärkt. Am Anfang bleibt der eigene Stellvertreter noch und bietet durch sein Vorbild eine gute Unterstützung. Oft ermöglicht erst diese zusätzliche Hilfe dem Klienten, das Gesehene zu spüren und zu integrieren. Die Integration des Gesehenen ist ein wichtiger Moment. Gelingt dies, geht es einen Schritt weiter: Neue Energien und Kräfte werden frei. Frieden kehrt ein und Symptome ziehen sich zurück, auch das Symptom des verschwommenen Sehens.

Normalerweise haben die Mitglieder einer Aufstellungsgruppe unterschiedliche Probleme. Bei der systemischen Augentherapie aber gibt es einen einheitlichen Nenner: Alle Mitglieder sehen nicht klar. Bei dieser Art der Aufstellungsarbeit wird direkt mit der Qualität der einzelnen Augen gearbeitet. Dabei kommen folgende Teilaspekte, gehäuft vor: die Augen als eigenständige Personen, die Verschmelzung (Fusion), Symptome, die die Augen betreffen und die Verschwommenheit selbst. Die beiden Augen können in ihrer unterschiedlichen Sichtweise streiten wie Geschwister oder auch ein altes Ehepaar. Manchmal ist überhaupt kein Kontakt zu erkennen, weder zwischen beiden Augen, noch mit der Fusion. Wird dann noch das Ich, als Kernpersönlichkeit dazugestellt, ist es immer wieder erstaunlich, wie losgelöst manch einer von seinem Sehen ist, völlig abgekapselt und in sich gekehrt.

Die Augen sind wie eine Brücke zwischen innerer Welt und äußerer Realität. Fehlsichtigkeiten und Augenerkrankungen unterbrechen diesen Fluss. Sie steuern genau, wie viel Klarheit zugelassen werden kann ohne das innere Gleichgewicht zu gefährden.

Mit Hilfe der Aufstellungsarbeit gibt es die Möglichkeit, zu nicht bewussten oder auf andere Personen fixierte Persönlichkeitsanteile wieder Kontakt aufzunehmen. Nach einer Aufstellung sollten sich einige von den abgespaltenen Teilen wieder verbunden haben. Gelingt dies, können die Augen wieder mehr Sehen zulassen.

Die Arbeit mit Stellvertretern hat für den Klienten den Vorteil, dass er sein Innerstes von außen betrachten kann. Es ist wie in einem Theaterstück: Die Teilaspekte unterhalten sich miteinander, streiten oder lieben sich. Dem Antragsteller wird bewusst, welchem inneren Spannungsstress er ausgesetzt ist. Durch das behutsame sich Annähern an die möglichen Ursachen für dieses Chaos werden neue Lösungen sichtbar und möglich. Wichtig ist, dass der Therapeut immer wieder überprüft, inwieweit der Betroffene das Geschehen im Raum noch verfolgen kann oder innerlich abschweift. Die meisten macht es sehr betroffen, ihr Innerstes so genau dargestellt zu bekommen.

Sehen mit einem Auge, siehe Seite 188 (Übung 16)

Einzelarbeit

In der Einzelarbeit wird im Prinzip so ähnlich vorgegangen wie in der Gruppe. Da hier aber keine Stellvertreter zur Verfügung stehen, müssen Symbole die Positionen und Zuordnungen der einzelnen Personen und Aspekte kennzeichnen. Dafür können die verschiedensten Symbole benutzt werden, von Playmobilfiguren bis zu Kissen. Ich verwende am liebsten bunte Filzflecken wie ich es bei meiner Kollegin Barbara Innecken kennen gelernt habe. Sie sind farbig und damit gut unterscheidbar und der Klient kann sich direkt auf die Filzflecken stellen. So kommt er leicht mit seinen einzelnen Aspekten und den entsprechenden Bezugspersonen in Kontakt und kann ganz einfach zu den einzelnen Positionen wechseln.

Der Klient formuliert sein Anliegen. Der Therapeut überlegt, was wichtig ist und fragt entsprechend nach. Ist das Ziel der Arbeit genannt, entscheidet der Therapeut gemeinsam mit dem Klienten, welche Aspekte, Anteile oder auch Personen benötigt werden. Der Klient sucht jetzt aus einer Vielzahl farbiger Filze entsprechende Flecken aus. Oft lässt sich schon an Hand der Farben erkennen, inwieweit es sich um eine fröhliche oder schwere Energie handelt. Dabei werden die Farben aber nicht interpretiert. Sie dienen nur der leichteren Unterscheidung, wenn später viele Flecken gleichzeitig am Boden liegen. Die meisten Klienten wählen die Farben sehr sorgfältig aus. Immer wieder ist es interessant zu sehen, dass Flecken, die miteinander in Beziehung stehen, ähnliche Farben tragen.

Für traurige und unheimliche Anteile bzw. Personen werden fast immer dunkle Farben gewählt.

Auch bei dieser Methode legt der Klient die Flecken nach seinem inneren Bild auf den Boden. In meiner Praxis liegt in der Mitte ein großer weißer Teppich. Viele nutzen diesen als Feld. Dann spielt es manchmal auch eine Rolle, ob ein Fleck innerhalb oder außerhalb dieser Fläche liegt.

Liegen die Flecken, stellt sich der Klient auf die einzelnen Farben. Jetzt spürt er selbst die Energien und Körpergefühle. Es ist immer wieder erstaunlich, wie stark die Wahrnehmung von den einzelnen Plätzen abhängt. Sobald der Klient auf einem Flecken steht, tauchen innere Bilder auf oder Erinnerungen werden wach. Hin und wieder wird auch nichts empfunden. Auch dies ist ernst zu nehmen und zu bearbeiten. Manchmal weißt das „Nichts Spüren" auf eine ursprüngliche Verletzung hin. Durch den Positionswechsel kann der Patient seine eigene Thematik aus der Perspektive einer anderen Person spüren. Denkt der Klient dann über diejenige Person nach, fallen ihm oft entsprechende Geschichten ein. So bekommt er mehr Klarheit über seine eigenen Gefühle und erkennt, welche kindlich oder in ihrer Art nicht mehr angemessen sind. Auch Krankheits-Symptome können so plötzlich einen Sinn bekommen. Wird ihre Funktion erkannt, ist ihre Aufgabe erfüllt. Dann kann auf einer bewussten Ebene die innere Einstellung verändert werden. Nach der Integration dieses Prozesses ist das Symptom sehr oft nicht mehr notwendig und verschwindet.

Den Vorteil, den ich in der Einzelarbeit sehe, ist das Kennen Lernen der einzelnen Gefühle durch die eigene Erfahrung. Der Klient schaut hier nicht nur zu, sondern ist selbst aktiv. Er spürt, wie unterschiedlich sich gesunde und krankmachende Anteile anfühlen und kann im Prozess eine Lösung für seine aktuelle Problematik finden. Doch es gibt auch Grenzen. In der Gruppe spüren Stellvertreter Zusammenhänge ohne selbst involviert zu sein und bringen so Ungereimtes, zu dem der Klient auf Grund seiner Struktur keinen direkten Zugang hat, ans Licht. Der Abstand und die Vogelperspektive lassen dies zu. So haben beide Methoden ihre Qualitäten.

Fallbeispiele

Viele Aspekte des Sehens habe ich durch die Arbeit des Aufstellens neu kennen gelernt und verstanden. Auffällig ist, dass das Symptom der Fehlsichtigkeit auf verschiedenste Arten den Kontakt zwischen den Menschen dämpft. Auch der Zugang zu Visionen und Träumen kann eingeschränkt sein. Ist es also sinnvoll, bestimmte Gefühle nicht sehen und damit nicht spüren zu müssen, um sich gut entwickeln zu können?

Die folgenden Fallbeispiele zeigen die verschiedensten Strategien der Augen auf schwierige Lebenssituationen zu reagieren. Sie erzählen von den entscheidenden Wendepunkten innerhalb eines längeren Weges. Eine Sitzung genügt nur in den wenigen Einzelfällen, in denen Klienten vorab bereits viel an sich gearbeitet haben. Schließlich sind viele Schritte zu gehen. Die Beispiele stammen alle aus meiner eigenen Praxis, entweder aus der Einzelarbeit oder der Gruppenarbeit im „Arbeitskreis für Menschen, die klarer Sehen möchten". Die Namen der Personen wurden geändert und der Prozess auf die jeweilig erkennbare Dynamik zusammengefasst. Zum Teil kamen die Klienten im Rahmen des Sehtrainings bei einer Kollegin nur einmal zum Aufstellen, andere wurden von mir über einen längeren Zeitraum in ihrem Prozess begleitet. Die Praxisbeispiele zeigen die „Unterhaltungen" der inneren Anteile bzw. der Bezugspersonen. Die Interpretationen entwickelte ich aus dieser Arbeit.

Ungereimtes in Familien verschleiert die Sicht

Bei vielen Fehlsichtigen und Augenerkrankten werden Realitäten, die Emotionen betreffen, ausgeblendet und nicht mehr gesehen. Manchmal gibt es viel Ungereimtes, nicht Greifbares in einer Familie und die dazugehörigen Gefühle, wie z. B. Schwere oder Trauer, können nicht in einen konkreten Zusammenhang mit ursächlichen Geschehen gebracht werden, sondern werden diffus gespürt. Die Wahrheit ist bei diesen Personen verschleiert wie in einem Nebel.

Es scheint, dass Menschen nicht nur das Äußere des anderen wahrnehmen. Über die Augen ist es möglich, den Seelenzustand des Gegenübers zu erkennen: Sind die Augen traurig, fröhlich oder strahlen sie? Unbewusst wird das Verletzliche bzw. das Selbstsichere des anderen an den Augen erkannt.

Sind die seelischen Grenzen intakt, bereitet es keine Probleme, den anderen in seiner Gesamtheit anzusehen. Sind aber Teile der Persönlichkeit nicht integriert, reagieren diese auf das Ungereimte des anderen und es kommt zu Verstrickungen. Eine gute Verbindung ist dann störanfällig.

Nicht ich sehe unklar…

In folgendem Beispiel wollte die Aufstellende, eine Kurzsichtige, herausfinden, was sie am „Klar Sehen und Vorwärtsgehen" hindert. Sie spürte immer wieder, wie ihre Energie in bestimmten Situationen regelrecht zusammenbrach. Oft drückte sich das auch physisch durch Kreislaufschwäche aus.

Frau F. stellte sich und den Teil, der immer wieder zusammenbricht, auf. Dieser Teil bzw. der Stellvertreter dieses Teils lag auch in der Aufstellung ziemlich schnell am Boden. Der Vater, zu dem in der Realität kein Kontakt mehr bestand, wurde dazugestellt. Es zeigte sich eine enge Bindung zwischen dem zusammengebrochenen Teil und dem Vater. Ein direkter Kontakt zwischen Frau F. und dem Vater war nicht möglich.

Die Mutter wurde dazugestellt. Doch auch sie war keine Hilfe. Sie war mit sich selbst beschäftigt wie in einem gläsernen Turm. Das Ziel, vorwärts zu gehen, den eigenen Weg zu beschreiten, schien Frau F. unerreichbar. Sie fühlte sich erstarrt in ihrer Sehnsucht nach Vater und Mutter. Die Leere war nur schwer auszuhalten und band sämtliche Lebensenergie, die für das Erreichen ihres Zieles nötig gewesen wäre.

In ihrer Familiengeschichte herrschte viel Unklarheit. Es gab nur schwammige und allgemeine Informationen wie Kriegsereignisse und Flucht auf beiden Seiten. So blieb vorerst nur die Lösung, die Sehnsucht nach der vollen Energie der Eltern aufzugeben. In der Aufstellung verneigte sich Frau F. vor dem Schicksal ihrer Eltern und wandte sich mit Tränen in den Augen ab. Erst durch das Anerkennen der vergeblichen Sehnsucht nach der Liebe der Eltern und des bewussten Abschieds davon wurde der Blick auf den eigenen Weg frei und möglich.

Nach dieser Aufstellung konnte Frau F. spontan ganz klar sehen. Zum ersten Mal verstand sie: Nicht sie ist unklar und sieht verschwommen, sondern die Familienverhältnisse sind unklar. Sich mit der Gegenwart zu verbinden und die Lebenskraft aus den eigenen Ressourcen zu schöpfen half in diesem Fall.

Unklare Familienverhältnisse blockieren

Ein Jugendlicher kam zu mir in die Praxis. Sein Ziel war es, die Augen durch Sehtraining zu verbessern. Am Anfang hatten viele Übungen Erfolg und die Augen wurden beweglicher und wacher. Doch mit der Zeit fiel es ihm trotz seiner Erfolge immer schwerer, sich zum Üben zu motivieren. Emotionen blockierten den Prozess. Bei einem erneuten Besuch in meiner Praxis wurde klar, dass es bei der Kurzsichtigkeit um innerliche Zerrissenheit und Heimatlosigkeit ging. Er erzählte in ganz schnellen Sätzen wie seine Eltern sich getrennt hatten als er anderthalb Jahre alt war. Eine ganze Weile sprudelte der Jugendliche seine

Geschichte heraus. Er kenne seinen Vater kaum und der jetzige Freund seiner Mutter, der ja sein Vater sein könnte, sei dies doch nicht. Aus diesem hektischen Redefluss wurde die Sehnsucht des Jugendlichen nach einer „heilen" Familie mit seinem leiblichen Vater und seiner Mutter deutlich.

In der Aufstellung agierte der Jugendliche wie innerlich getrieben, und er legte die Filzflecken, die wir als Platzhalter für die einzelnen Gefühle und Personen benutzten, in wilder Geschwindigkeit immer wieder um. Von außen konnte man spüren wie die unklaren Familienverhältnisse das Innere des Kindes verwirrt hatten. Wir sortierten die Flecken so lange bis schließlich jeder in dieser Familie seinen Platz gefunden hatte. Als das letzte Bild gelegt war, verschwand die Hektik des Jugendlichen und er wurde innerlich ruhig. Gestärkt verließ er die Praxis. Das Sehtraining konnte wieder aufgenommen werden und das Sehen verbesserte sich. Die Mutter half ihrem Kind indem sie in einer eigenen Sitzung den Platz ihres Sohnes klärte.

Übertragung von Gefühlen

Immer wieder zeigt sich, dass Gefühle und ganze Lebensgeschichten von Kindern gespürt und durch ihr Verhalten gezeigt werden. Ein Kind zeigte mir ganz plastisch die Dynamik in seiner Familie.

Ein Spiel zeigt, worum es geht

Eines Tages kam eine Mutter mit ihrer 3-jährigen Tochter in meine Praxis. Das Kind schielte, war unruhig und konnte sich nur schwer auf eine Sache konzentrieren. Es wollte nur mit mir spielen und ich ließ mich darauf ein. Wir spielten Familie, aber in dieser Familie gab es keinen Vater. Das Kind äußerte ganz ernst, dass der Vater tot sei.

Im Nachgespräch mit der Mutter erzählte ich von dem Spiel und die Mutter fing an zu weinen: nicht ihr Kind habe keinen Vater, sondern sie selbst habe ihren Vater mit 17 Jahren verloren.

Daraufhin arbeitete ich mit der Mutter weiter. Die Mutter stabilisierte sich und konnte mit der Zeit ihr Kind immer besser als eigenständige Person sehen. Das Kind wurde ruhiger, im Kindergarten konnte es konzentrierter arbeiten, das Augenspiel und die Feinmotorik verbesserten sich.

Symptome und ihre Funktion

Kinder zeigen den Eltern, welche Wunden in Familien störend wirken. Ihr Verhalten spiegelt uns das „Unerlöste" wider. Symptome, sei es auf der körperlichen oder auch auf der Verhaltensebene, sind Türen zu seelischen Verletzungen in der Familie, die noch nicht verarbeitet und integriert wurden. Wenn Eltern lernen, ihre eigenen seelischen Verletzungen zu heilen, indem sie sich selbst über diese klar werden, haben sie die Möglichkeit, ihren Kindern zu helfen. Je bewusster Eltern mit sich selbst umgehen, je weniger sind sie ihren Wunden ausgeliefert, desto besser geht es den Kindern. Deshalb unterstützt das Hinsehen der Eltern auf Ungereimtes, jede Art der Therapie, die das Kind benötigt und reduziert diese auf ein Mindestmaß. Erfolge beim Kind können durch die Mitarbeit der Eltern viel leichter erreicht werden.

Symptome verdecken das Kind

Eine Mutter kam mit ihrem leicht weitsichtigen Sohn, der immer wieder lebensbedrohliche Asthmaanfälle hatte und sehr unruhig wirkte in die Praxis. Sein aggressives Verhalten machte ihm das Leben besonders im Kindergarten schwer. Auch in diesem Fall arbeitete ich direkt mit der Mutter.

Sie stellte ihren Sohn, ihre Tochter, ihren Mann bzw. den Vater ihrer Kinder, und sich selbst auf. Die Mutter war sehr fixiert auf ihre Kinder. Während sie die Tochter gut anschauen konnte, empfand sie beim Ansehen des Sohnes einen gewissen Sog. Der Vater hatte insgesamt viel Abstand zur Familie. Nach Empfinden der Mutter brauchte er diesen Abstand, um alles im Überblick zu behalten. Der Sohn fand den Papa besonders wichtig. Auf dem Stellvertreter-Filz für die Tochter spürte die Mutter, dass etwas in der Mitte fehlte.

Die Mutter stellte „das, was fehlt“ zunächst in die Mitte, horchte in sich hinein und legte dann nach einiger Zeit diesen Fleck direkt auf ihren Sohn. Indem sie sich auf den Fleck stellte, wurde ihr klar, dass es sich hier um die Symptome ihres Sohnes handelte. Die Mutter nahm ihren Sohn, fixiert auf sein Verhalten und seine Symptome wahr. Dabei verspürte sie Angst.

Auf Nachfrage erzählte sie, dass sie als Jugendliche ihre Mutter durch Krankheit verloren habe. Die Angst, das Geliebte zu verlieren, schwang mit und wurde jetzt durch das Asthma des Sohnes ausgelöst. Die Mutter war so fixiert auf die Krankheit des Sohnes, dass sie ihn nicht mehr als eigene Persönlichkeit wahrnehmen konnte. Der Sohn reagierte aktiv mit aggressivem Verhalten und versuchte damit die Mutter zu erreichen. Die Sitzung veränderte die Wahrnehmung der Mutter. Sie konnte ihr Kind wieder „sehen“ und die allgemeine Anspannung in der Familie ließ nach. Das Kind wurde ruhiger und die Augen lernen jetzt sich auch auf die Nähe einzulassen.

Viele Eltern „sehen“ ihre Kinder nicht mehr, wenn diese durch ihre Verhaltensweisen oder auch Krankheiten nicht mehr in den gesellschaftlichen Rahmen passen. Sie starren wie gebannt auf die störenden Symptome und versuchen diese durch alle möglichen Therapieformen zu entfernen. Selten mit Erfolg. Solange das Kind nicht mehr als eigene Persönlichkeit, sondern nur noch als „schwieriger Fall“, wahrgenommen wird, hat das Kind es schwer, sich zum Positiven zu entwickeln.

Das Symptom füllt die innere Leere

Oft sind Symptome auch die einzige Möglichkeit für Kinder, ihre Eltern an sich zu binden. Dies zeigt das folgende Beispiel. Auch hier kam die Mutter wegen der Augen ihres Kindes zur Behandlung. Die Augen waren sehr ungleichgewichtig: Das eine Auge war kurzsichtig, das andere weitsichtig. Das Kind war noch zu jung um systemisch arbeiten zu können und so kam die Mutter zu einer Sitzung. Für diese war es zunächst nicht einfach, ein Anliegen für sich selbst zu formulieren, war sie doch auf das Symptom ihres Kindes fixiert. Es ist wichtig, das Anliegen aus der Perspektive des Aufstellenden zu formulieren. Kommt die Mutter in ihr Gleichgewicht hilft sie indirekt ihrem Kind. Eine Aufstellung für jemand anderen machen zu wollen, gelingt nur in den seltensten Fällen. Schließlich formulierte diese Mutter, dass sie sich sehr energielos fühle und ihr alles über den Kopf wachse. Sie stellte sich und ihr Kind auf.

Der Mutter war es nicht möglich ihr Kind direkt anzuschauen. Sie stand seitlich und konnte sich nicht vollständig zuwenden. Das Kind empfand dies als zu wenig Zuwendung und war ganz erstarrt. Es spürte, dass die Mutter noch in einer anderen Richtung fixiert war. Dorthin stellt die Mutter einen Stellvertreter auf.

Hier wurde eine sehr starke Verbindung zwischen der Mutter und dem neuen Stellvertreter gespürt. Auf Nachfragen erzählte sie von ihrer langjährigen Jugendliebe. Dieser sei völlig anders als ihr jetziger Mann, energievoll und lebenslustig und das vermisse sie jetzt. Der Vater des Kindes wurde dazu gestellt. Der Vater stand sehr starr, konnte sich nicht bewegen. Die Mutter wollte am liebsten einen Puffer zwischen sich und dem jetzigen Mann. Als sie die Symptomatik der Fehlsichtigkeit ihres Kindes dazustellen sollte, platzierte sie diese zwischen sich und ihren Mann.

In der Aufstellung bewegten sich Symptom und Mutter aufeinander zu, voneinander angezogen gaben sie sich die

Hand. Sie konnten einander nicht mehr loslassen. Das Kind aber fühlte sich plötzlich befreit und konnte sich frei im Raum bewegen. Erst als die Mutter ihre Jugendliebe ansah und sich nochmals von ihr löste, konnte sie die Hand des Symptoms loslassen. Jetzt spürte sie innerlich eine große Leere, die sie nur schwer aushielt. Weder der jetzige Mann noch das Kind konnten diese ausfüllen. Wir stellten die Mutter der Klientin dazu und erkannten, dass der Fluss zwischen Mutter und Tochter unterbrochen war. Hier lag also die Sehnsucht, die gestillt werden wollte. Der erste Schritt zur Erkenntnis und damit zur Änderung war getan. Die Therapie beim Kind schlug besser an und die Augen des Kindes kommen immer besser ins Gleichgewicht.

Immer in Aktion

Im Gegensatz zu kurzsichtigen Menschen sind die meisten Weitsichtigen eher aktionsorientiert. Der innere Konflikt wird nach außen verlagert. Neue Aufgaben, die bewältigt werden müssen, lenken vom Inneren ab.

Doch auch so kann der Kontakt zur Realität und zur eigenen Präsenz verloren gehen. Denn immer in Aktion zu sein, ist anstrengend, so dass die innere Kraft verloren geht. Das dauernde und erneute Ausrichten auf die äußeren Umstände, kann sehr Kräfte zehrend und verwirrend sein. Auch dies drücken die Augen aus. Die Nähe ist nicht zu erkennen. Nur in der Ferne sehen die Augen gut.

Alltagsrealität besser akzeptieren

Frau J. kam in die Gruppe. Sie wirkte unruhig und etwas hektisch und klagte über ihre Weitsichtigkeit. Im Alltag fiel es ihr immer schwerer ohne Brille zu lesen. Ihr Anliegen formulierte sie so, dass sie den Alltag besser akzeptieren wolle. Wir stellten also die Alltagsrealität und sie selbst auf.

Frau J. stellte die beiden Stellvertreter mit der Blickrichtung so, dass ein Kontakt gar nicht möglich war. Ihr Stellvertreter schwankte und fühlte sich unsicher. Ängste kamen hoch. Frau J. positionierte diese Ängste zwischen sich selbst und der Alltagsrealität.

Die Stellvertreterin von Frau J. veränderte ihre Position und bewegte sich Richtung Alltagsrealität. Frau J. fing an, zu erzählen: Ihre Mutter starb direkt bei ihrer Geburt, sie konnte diese nie kennen lernen. Frau J. stellte ihre Mutter dazu.

Jetzt geriet die Aufstellung in Bewegung und die Angst ging auf die Mutter zu. Sie nahm diese in den Arm und wollte bei ihr bleiben. Frau J. ging immer mehr auf Abstand. Das Symptom der Angst war das einzige Bindeglied zwischen Mutter und Tochter. Zu sehen, dass die Mutter eine solch wichtige Rolle im eigenen Leben spielt, war für Frau J. schwer fassbar.

An diesem Abend konnte Frau J. die Realität, dass ihre Geburt, gleichzeitig den Tod ihrer Mutter bedeutet hatte, noch nicht ohne aufwühlende Gefühle annehmen. Um ohne Angst den Alltag bewältigen zu können und damit das Nahsehen wieder möglich zu machen, werden weitere Schritte nötig sein.

Das Zusammenspiel der beiden Augen

Das Phänomen der Blickunruhe wurde im 2.Kapitel ausführlich erläutert. Systemisch betrachtet, werden bei dieser Problematik besonders gut Zusammenhänge zwischen den Augen und der Familie ersichtlich.

Wenn beide Augen zusammen arbeiten…

Ein Mädchen mit einer leichten Heterophorie, d.h. mit latentem Schielen, kam und berichtete von Kopfschmerzen und Problemen beim Lesen. Sie hatte von ihrem Optiker eine Prismenbrille zur Unterstützung der Leseproblematik bekommen, die sie aber nicht immer tragen mochte. Einige Tests zeigten, dass die Blicksteuerung unruhig war und die Augen vor allem bei der Naheinstellung nicht ganz koordiniert waren, so dass das Lesen viel Energie kostete. Bei der Übung mit der Perlenschnur (siehe Übung 3, Perlenschnur), gelang es ihr nur mit Anstrengung ein Kreuz in der Perle zu bilden. Den Kopf hielt sie dabei leicht schief.

In einer Einzelstunde stellte die 13-Jährige, ihre beiden Augen und sich selbst auf, mit dem Ziel Besser zu Lesen und zu Schreiben.

S. schaute in eine andere Richtung als ihre platzierten Augen. Auf ihrem Platz verspürte sie einen Sog in die Blickrichtung des rechten Auges. Diesem ging es ganz gut. Dann stellte sie sich auf den Platzhalter des linken Auges. Hier schaute sie zur Seite, wusste aber nicht so recht, wie sich stellen und sie drehte sich immer wieder ein bisschen. Sie legte Flecken für ihre Familie, Vater, Mutter und Bruder dazu.

Daraufhin drehte sich S. um und sowohl die Augen als auch sie selbst hatten nun eine gemeinsame Blickrichtung. S. spürte, dass etwas fehlte, die Mitte zog sie magisch an. Wir befragten ihre Mutter, was fehlen könnte. Diese erzählte von einer ersten Schwangerschaft, die aber im 4. Monat abgegangen war.

Für diese Schwangerschaft stellte das Kind einen Vertreter auf.

Ihre Familie baute sie so um, dass die Geschwister, zusammen mit dem nicht geborenen Kind, dem Alter nach in einer Reihe standen. Sich in der Mitte ihrer Geschwister einzureihen, machte sie ganz ruhig und zufrieden. Diese Information genügte dem Mädchen und ihren Augen um zur Ruhe zu kommen. Zu Hause übte das Kind vor allem mit der Perlenschnur.

Ein paar Wochen später traf ich die Mutter, die mir erzählte, ihr Kind habe sich zu einer Leseratte entwickelt, die Brille benötige sie nicht mehr.

Die verschiedenen Aufgaben der Augen

In einigen Aufstellungen wird erkennbar, dass die Augen sich schwerpunktmäßig um unterschiedliche Aufgaben kümmern. Dabei gibt es alle möglichen Variationen.

Im folgenden Beispiel kümmerte sich das linke Auge mehr um die Gegenwart, während das rechte Auge Unausgesprochenes spürte und suchte. Dabei war das binokulare Sehen noch intakt und die Fusion möglich. Auch war nur ein geringfügiges latentes Schielen und Kurzsichtigkeit festzustellen. Die Augen waren leicht unterschiedlich in ihrem Sehen, so dass es anstrengend war, die Fusion in allen Lebenslagen zu halten. Diese Dynamik ist häufig anzutreffen.

Frau H. erlebte durch eine Übung, wie unterschiedlich sich ihre Augen anfühlten. Mit dem linken Auge waren fröhliche, lebensbejahende Gefühle verbunden, während das Sehen mit dem rechten Auge sie traurig stimmte und sich schwer anfühlte.

Frau H. stellte in der Gruppe auf und suchte einen Stellvertreter für ihr rechtes Auge und einen Stellvertreter für sich aus. Ziel war es, wieder mehr Kontakt zu sich selbst zu spüren und damit mehr Lebensqualität zu erfahren.

Das rechte Auge schaute wie fixiert mit dem Blick nach unten. Es ging ihm erst besser, als wir in diese Richtung eine Person auf den Boden legten. Trotzdem war der Kontakt zwischen dem Auge und Frau H. nicht möglich. Frau H. selbst fühlte sich dumpf und traurig.

Jetzt stellte Frau H. ihre Mutter dazu. Die Mutter konnte das Auge der Tochter gut spüren. Die Tochter selbst, nahm die Mutter in der Aufstellung jedoch nicht wahr. Wir fragten nach, was es in der Geschichte der Familie von Frau H. besonderes gab. Am Ende des Krieges hatte die Mutter von Frau H. schwanger und alleine in den Westen fliehen müssen. Die Umstände hatten dies erfordert und so wurde sie vom Rest der Familie, der im Osten blieb, getrennt. Der Ehemann war noch im Krieg. Die Mutter vermisste die Liebe und die Heimat sehr und war noch immer wütend über die „Vertreibung“. In der Aufstellung wurde die tiefe Sehnsucht der Mutter nach „Beschützt werden“ durch ihren Mann und ihre Familie ersichtlich. Sie selbst war dadurch ihrerseits nicht mehr fähig, ihrer Tochter das Gefühl der Sicherheit und Geborgenheit zu geben.

Während der Aufstellung begriff die Mutter allmählich diese Zusammenhänge und fing langsam an, eine Beziehung zu ihrem Kind zuzulassen. Direkt war dies allerdings noch nicht möglich. Es gelang zunächst nur zwischen Auge und Tochter. Frau H. konnte das verbindende Gefühl noch nicht spüren, ein Nebel zwischen ihr und dem Auge verhinderte den Fluss.

Diese Aufstellung musste erst einmal wirken. Ein Jahr später stellte die Klientin erneut auf und sie konnte in einer weiteren klärenden Aufstellung eine tiefe Verbindung zwischen sich und ihrer Mutter erreichen. Das Augenspiel verbesserte sich.

Das Verschmelzen zweier Bilder

Beim Sehen mit zwei Augen geht es immer um die unterschiedlichen Blickwinkel. Diese können manchmal sehr verschieden sein und müssen beide auf einen Nenner gebracht werden. Das Aushalten beider Seiten ist die Voraussetzung für die Fusion.

Sämtliche Schielproblematiken, aber auch unterschiedliche Sehstärken der Augen, stehen für innere Zerrissenheit. Immer wieder findet sich ein Zusammenhang zwischen dem fehlerhaften Zusammenspiel der Augen des Kindes und der Bindungsfähigkeit der Eltern. Konflikte zwischen den Eltern spiegeln sich im Kind meist schon lange, bevor es zum endgültigen Bruch kommt. Oft wirken Verletzungen aus den Ursprungsfamilien mit in die Ehe hinein, die eine Bindung zwischen den Eltern erschweren. Ist es den Eltern nur zum Teil möglich sich zu binden, hat es das Kind schwer, die Energie von Vater und

Mutter gleichzeitig zu spüren. So haben viele Trennungskinder visuelle Probleme. Diese können sich in latentem oder sogar massivem Schielen ausdrücken, aber auch subtiler in Lernschwierigkeiten und anderen Verhaltensauffälligkeiten. Oft taucht alternierendes Sehen auf. Vater und Mutter können nur abwechselnd und alleine erlebt werden.

So ist das Schielen auch ein Hinweis auf Verletzungen innerhalb der Familie. Arbeitet die ganze Familie mit an dieser Thematik, hat das Kind eine Chance Fusion zu erreichen und das Elternpaar die Möglichkeit, ihre Beziehungsprobleme zu lösen.

Verdrehte Augen

Stellen schielende Menschen in Seminaren oder auch in der Einzelarbeit ihre Augen auf, kommt es gehäuft vor, dass sie ihre Augen als verdreht empfinden. Einen Platz zu finden, an dem sie ihre Augen gleichzeitig spüren oder sehen können, ist für viele zunächst unmöglich. Richtung und Orientierung fehlen.

Bei Frau K. ging es um alternierendes Schielen. Die Fusion konnte sie bisher nicht erreichen. Frau K. stellte drei Aspekte auf. Das rechte und das linke Auge und die Fusion, also das Verschmelzen der beiden Bilder. Die Augen stellte sie beide nach innen auf, so dass sie in Richtung Fusion blickten, wobei sie die Augen seitenverkehrt platzierte. Im Gegensatz zu vielen Menschen mit Schielproblematik, fand sie sofort einen Platz für die Fusion.

Das rechte Auge fühlte sich bedrängt, es wollte lieber frei sehen können und die Fusion stand ihm dabei im Wege. Das linke Auge schaute auf den Boden und war nicht beteiligt. Die Fusion fühlte sich fehl am Platz, sie wurde nicht gebraucht. Auch hier spielte ein früher Tod eine große Rolle. Frau K. verlor ihre Mutter als Kind durch Krankheit. Sie stellte ihre Mutter dazu.

Jetzt wurde dem rechten Auge die Spannung an diesem Platz zuviel und es entfernte sich, kehrte der Aufstellung den Rücken zu. Der Mutter ging es soweit gut. Das linke

Auge schaute nach vorne und hielt „die Stellung". Die Mutter hatte quasi den Platz des rechten Auges eingenommen. Der Tod wurde dazu gestellt.

Damit konnte das rechte Auge etwas anfangen. Es fand den Tod sehr interessant, drehte sich um, bekam Kraft und konnte jetzt auch die Umgebung wahrnehmen. Die Fusion fühlte sich im Moment überflüssig und entfernte sich aus der Aufstellung. Die Mutter konnte den Tod nicht anschauen und versteckte sich hinter dem linken Auge, das „die Stellung hielt".

Frau K. stellte ihren Großvater, den Vater ihrer Mutter, mit auf. Auch dieser musste sein Kind früh verlassen. Er starb, als die Mutter 11 Jahre alt war. Hier wurde der Konflikt spürbar. Die Mutter war in Wut und Trauer gefangen und konnte den Tod des Vaters nicht annehmen, nicht anschauen, und erst recht nicht ihr eigenes frühes Sterben, ihr eigenes Schicksal, die Kinder zu früh zu verlassen. Mit Sätzen wie „Ich sterbe erst am ..." tastete sich die Mutter langsam an ihren eigenen Tod heran. Sie begann zu begreifen, dass der Tod unaufhaltsam ist und fing an, Kontakt zu ihrem Vater aufzunehmen. Nach einiger Zeit war es ihr möglich, sich zu ihrem Vater zu stellen.

Die Augen von Frau K. waren erleichtert, das rechte Auge konnte sich zum linken Auge stellen, diesmal auf der richtigen Seite und auch die Fusion kam und stellte sich hinter die Augen. An dieser Stelle beendeten wir die Aufstellung.

Einige Monate später traf ich Frau K. auf einem Seminar wieder. Wir machten viele Übungen und Sehspiele und Frau K. sah ganz spontan dreidimensional. Beide Augen waren jetzt aktiv und die Verschmelzung, also die Fusion des Gesehenen, war zumindest kurzzeitig möglich.

Den eigenen Lebensweg anerkennen

Auch bei Frau Z. traten plötzlich Doppelbilder auf. Sie kam mit der Diagnose des Augenarztes, ihre Sehnen seien verdickt, so dass ein optimales Augenmuskelspiel nicht mehr möglich sei. Cortisongaben hatten nur kurzzeitig gewirkt. Weitere Befunde gab es nicht. Wir testeten zunächst die Augen einzeln und im Zusammenspiel. Die Übung mit dem Perlenspiel zeigte, dass beim Zusammenspiel vor allem das linke Auge betroffen war. Frau Z. sah zwei Perlen statt einer.

Im Gespräch kristallisierte sich das Ziel heraus:„in sich zu ruhen". Visualisierte Frau Z. dieses Ziel, fühlte es sich unerreichbar an, was ein bitteres Gefühl hinterließ. Sie stellte sowohl ihre Augen, als auch das Ziel auf. Der Kontakt zwischen dem rechten Auge und Frau Z. war blockiert, das Auge hatte allerdings schon ein gutes Gefühl Richtung Ziel. Das linke Auge konnte noch gar keinen Kontakt zum Ziel aufnehmen, es spürte umso stärker die Bitterkeit.

Aus dem vorangegangenen Gespräch wusste ich, dass im Leben von Frau Z. der Vater eine wichtige Rolle spielte. Frau Z. stellte ihn und seine Lebensgeschichte dazu. Die Verbitterung des linken Auges wurde noch stärker. Frau Z. konnte den Lebensweg des Vaters, der im Beruf versagt hatte, nicht annehmen. Das Respektieren seines Weges und damit auch das Annerkennen des eigenen Lebensweges brachte die Lösung. Beide können jetzt ihren eigenen Weg gehen, ohne Vorwürfe und Ansprüche. Nachdem Frau Z. das Verhalten und die Vorgehensweisen ihres Vaters als für ihn stimmig anerkannte, wurde ein Kontakt zu beiden Augen und zum Ziel möglich.

Die Augen reagierten auch in der Realität. Direkt nach der Aufstellungsarbeit sah Frau Z. die Perlen des Perlenspiels nur noch einfach, allerdings tauchten am Anfang in bestimmten Kopfstellungen die Doppelbilder noch auf. Nach 2–3 Tagen verschwanden auch diese vollständig bis heute.

Die Augen als Brücke zwischen innerem und äußerem Sehen

Viele, die sich mit dem Sehen beschäftigen, versuchen, die Qualitäten des Sehens im Ganzen zu erfassen. Die Beschreibungen fallen äußerst unterschiedlich aus, aber ein

Aspekt kommt immer wieder vor: Es scheint eine Art des Sehens zu geben, die von Optikern und Augenärzten mit ihren jetzigen optischen Mitteln nicht erfasst werden kann. Unsere Augen erkennen viel mehr als wir bisher vermuten. Diese andere Qualität wird mit unterschiedlichen Begriffen beschrieben: Sehen mit dem „dritten Auge“, Aura Sehen, die vierte Dimension des Sehens – das Auge der „Vivencia“ (Kaplan, Roberto: Bewusstes Sehen). Gemeint ist immer diese andere Qualität des Sehens.

Die Augen stehen zwischen den Qualitäten und können in verschiedener Weise sehen. Sie sind wie eine Tür zwischen der inneren Welt und der äußeren Realität. Wie offen diese Tür stehen kann, ist davon abhängig, wie integriert eine Persönlichkeit ist oder anders ausgedrückt, wie weit sie eins mit sich ist.

Unter äußerem Sehen verstehe ich das Erfassen unserer Umwelt. Dies ist mit unseren optischen Geräten messbar und somit das Sehen der „objektiven“ Wirklichkeit. Da niemand weiß, ob wir wirklich alle die gleiche Wirklichkeit sehen, ist auch dies nur eine ungefähre Beschreibung. Empfinden die Menschen z. B. die Farben alle gleich? Gibt es Unterschiede in der Helligkeit? Schon wenn wir ein Spiel machen und wechselweise ein Auge abdecken, können unterschiedliche Qualitäten zwischen dem Sehen des rechten und des linken Auges auffallen. Das eine Auge sieht vielleicht heller als das andere oder die Farben sind bei einem dumpfer. Das lässt ahnen, dass jeder seine eigene Welt sieht. Trotzdem gibt es ein paar gemeinsame Fakten. Daher beschreibe ich das äußere Sehen als das Sehen der Realität und der Gegenwart.

Im Gegensatz dazu gibt es das innere Sehen. Dieses beschreibt das Sehen, das nicht reell gemessen werden kann. Die Übermittlung von Gefühlen, von Gefahr, im Volksmund auch der 7. Sinn genannt, der uns etwas genauer hinschauen lässt. Viele kennen den Moment, in dem sie intuitiv aufmerksamer hinsehen und so eine Verletzung oder gar ein Unfall verhindern. Dieses Sehen ist unabhängig von der Beschaffenheit der Augen. Oft sind blinde Augen in dieser Art des Sehens viel besser ausgebildet als sehende Augen. Jacques Lusseyran, der nach einem Unfall die Fähigkeit des Sehens verlor, beschreibt in seinem Buch „Das wiedergefundene Licht“ diese andere Art zu sehen in eindrücklicher Weise.

So können auch beim Aufstellen eines erblindeten Auges Energie und Gefühle gespürt werden.

Blinde Augen sehen auch...

Frau T. verlor als Kind ein Auge, das durch ein Glasauge ersetzt wurde. Ihr anderes sehendes Auge wies in letzter Zeit immer wieder einen erhöhten Augeninnendruck auf. Dies kann für das Sehen gefährlich werden. Steigt der Druck zu stark, verändern sich die Sehnervenzellen und es kann zu großen Einschränkungen des Gesichtsfeldes bis hin zur Blindheit kommen. Frau T. hatte daher die berechtigte Angst ganz zu erblinden. In einer Gruppensitzung stellte sie für sich und ihre beiden Augen Stellvertreter auf.

Das blinde Auge hatte kaum Kontakt zum anderen Auge. Das Sehende fühlte sich alleine gelassen und unter Druck. Zu beiden Augen war der Kontakt mit Frau T. unterbrochen. Nachdem uns Frau T. erzählt hatte, dass sie sich im Moment sehr stark mit inneren Themen beschäftige, viel meditiere und Lösungen durch ihre innere Welt gewinne, stellte sie das „innere Sehen“, also die Visionen und Meditation, und das „äußere Sehen“, also die Realität und das Gegenwartssehen, auf.

Jetzt bekamen die Augen plötzlich eine Richtung. Das blinde Auge fühlte sich sehr wohl mit der Innenwelt, während sich das andere dem Gegenwartssehen zugewandt fühlte. Die Zerrissenheit von Frau T., die wohl zu dem erhöhten Augeninnendruck führte, kam zum Vorschein. Sie erkannte, dass es darum ging, beides als gleich wichtig anzusehen. Beide Augen erfüllten in ihrem Leben eine vollwertige Aufgabe, beide bereicherten auf ihre Art ihr Sein, sowohl das sehende als auch das blinde Auge waren wichtig. Vieles wurde erst durch die Verschiedenheit möglich.

Sobald sie dieses spüren konnte, ließ der Druck nach, die Augen rutschten zusammen und ein Miteinander war plötzlich möglich. Der nächste Besuch beim Augenarzt zeigte, dass der Augeninnendruck auch messbar gesunken war.

Unterschiedliche Strategien des Sehens

Oft können inneres und äußeres Sehen nicht gleichwertig erlebt werden. Bei vielen Menschen gibt es eine Trennung zwischen beiden Bereichen. Meist ist das äußere Sehen die gewohnte Art des Sehens und der Kontakt zum inneren Sehen muss erst geübt werden. Intuitionstraining, Yoga und Meditation, aber auch Aufstellungsarbeit sind einige Möglichkeiten, um das innere Sehen zu schulen. Viele erleben Erfahrungen mit dem inneren Sehen als sehr intensiv und sind von diesen Erfahrungen fasziniert. Wenn dieser Bereich zuviel Aufmerksamkeit erhält, kann die Qualität des äußeren Sehens etwas verloren gehen. Diese benötigen wir aber, um in der Präsenz, der Gegenwart zu leben. Manche leben nur noch in einer Art Traumwelt und klammern die Gegenwart aus. Alles, was im Hier und Jetzt passiert, wird dann aus der inneren Welt interpretiert, was das Leben in der Gegenwart verständlicherweise sehr erschwert. Es ist wichtig, in beide Richtungen zu blicken. Eine gute Brille und Übungen die erden, können helfen, präsent zu bleiben und die Gegenwart weiter zu sehen. Die Verbindung zur inneren Welt ist ebenso wichtig wie der lebendige Kontakt zur Außenwelt.

Erden, siehe Seite 188 (Übung 17)

Verkümmerte Augen

Wird vorwiegend das innere Sehen geübt, kann das äußere Sehen darunter leiden. Frau F. ist Feldenkrais Lehrerin. Sie ist stark kurzsichtig und hat schon viel Sehtraining gemacht. In einer Aufstellungsgruppe stellte sie nun ihre Augen auf. Zwischen Frau F. und ihren Augen war kein Kontakt zu spüren. Frau F. fühlte sich vor allem ihrem Inneren zugewandt, hatte viele Bilder und Visionen und arbeitete sehr intuitiv.

Während des Aufstellungsprozess standen die Augen völlig abseits, erst einzeln und dann gemeinsam hinter einer Wand. Mit dem Innenleben wollten die Augen nichts zu tun haben. Nach einer langen und komplexen Aufstellung mit ungewöhnlich vielen Stellvertretern und schwierigen Prozessen, wurden viele seelische Wunden sichtbar, die Mitglieder der Familie trugen. Es wurde deutlich, wie sehr Frau F. in die komplizierten Strukturen ihrer Familie verwickelt war. Durch die Aufstellungsarbeit konnten einige Narben entstört werden und Frau F. kam dadurch zu mehr innerer Ruhe. Das wichtigste für Frau F. war aber, zum Abschluss der Aufstellung bei ihren Augen zu stehen, sich mit der Gegenwart zu verbinden und die richtige Distanz zum Familiengeschehen zu wahren.

Nach dieser Arbeit reagierte Frau F. stark auf der körperlichen Ebene. Ein spezielles Sehtraining förderte die Koordination der Augen, und unterstützt durch Feldenkrais-Training erlernte sie mit dem neuen Sehen, gleichzeitig eine völlig neue Körperkoordination. Ihr Sehen hat sich so stark verbessert, dass sie zu Hause nun oft ohne Kontaktlinsen auskommt.

Augenerkrankungen und Kindheitserinnerungen

Nicht nur Fehlsichtigkeiten, sondern auch Augenerkrankungen haben die Funktion, mit Ungereimtem und Unerlöstem besser fertig zu werden. Sie treten meist in der letzten Lebensphase des Menschen auf. Eine Zeit, in der viele Menschen ihr Leben reflektieren. Die Kindheit und das Vergangene sind jetzt präsent und es gibt nicht mehr soviel Zukunft. Wurden Verletzungen in der Kindheit zugefügt und nicht geheilt, kehren sie jetzt verstärkt als Symptom wieder.

Immer mehr Psychologen und Neurologen erkennen, dass die traumatischen Erlebnisse in den Kriegsgenerationen bis zum heutigen Tage nicht bearbeitet und geheilt wurden. Krankheiten wie Alzheimer, Parkinson, aber auch viele Augenerkrankungen weisen auf diese Problematik hin.

Kommt die Energie in Fluss

Wie eng Traumata mit verschwommenem Sehen verbunden sind, zeigt das Beispiel von Frau G.: Ihre Diagnose lautete beginnender grauer Star und leicht erhöhter Augendruck. Das Sehen war schon soweit verändert, dass sie nicht mehr klar in die Ferne sehen konnte. Vor allem nachts tauchten Reflexe um Lichtquellen auf. Die Therapie begann mit einer Ausleitung von Giftstoffen aus dem Körper und der Einnahme von Vitalstoffen und homöopathischen Mitteln. Die Sicht verbesserte sich nur minimal. Nach diesen Vorbereitungen wurde die Augenakupunktur eingesetzt. Schon nach den ersten Tagen kam es zu Sehverbesserungen. Gleichzeitig aber kamen Kindheitserinnerungen und mit ihnen verbundene Gefühle hoch. Tagsüber überfluteten sie Bilder aus dieser Zeit. Nachts träumte sie von ihrer Flucht aus dem Osten. Der Körper reagierte stark, nach weiteren Sitzungen und einigen Gesprächen, die halfen die Erinnerung zu bewältigen, wurde das Sehen wieder besser und Frau G. konnte weit entfernte Gegenstände erkennen.

Gedanken zu Aufstellungen

Aufstellungen ermöglichen es uns, Zusammenhänge zu sehen. Sie helfen Verletzungen in der Familie oder auch in der eigenen Lebensgeschichte zu erkennen und zu integrieren. Manches Ungereimte kann dadurch geklärt werden, einiges bleibt im Dunkeln. Es ist eine hinschauende, aufdeckende Arbeit und sie hilft uns, zu unserer Lebensgeschichte und der unserer Familie zu stehen. Oft vertragen wir die Wahrheit aber nur in kleinen Dosen. Unsere Augen schützen uns, bis wir soweit sind, Veränderungen zuzulassen.

Will man sein eigenes Sehen verbessern, dann ist es während des aufklärenden Prozesses immer wieder wichtig, die eigenen Ressourcen mit geeigneten Übungen zu stärken. Denn zum klaren Sehen braucht es viel Energie.

Ressourcen stärken – Augenübungen aus der Praxis

Die systemische Augentherapie ist eine ganzheitliche Therapie. Den Grundstock ihres Erfolges bildet die enge Verzahnung zwischen therapeutischen Sitzungen, in denen durch das Aufstellen den seelischen Konflikten auf den Grund gegangen wird, die uns hindern „klar zu sehen" und begleitenden Übungen für die Augen.

Alle folgenden Übungen aktivieren die Selbstheilungskräfte der Augen und können zielgerichtet den inneren Prozess begleiten, der durch das Familienaufstellen in Bewegung gebracht wird.

Dabei lassen sich die Übungen in unterschiedliche Kategorien einteilen. Manche Übungen widmen sich speziell der Anatomie der Augen und trainieren gezielt deren Funktionen. So etwa in den Akkommodationsübungen, Übungen zur Fusion und Koordinationsübungen. Dadurch werden die Augen und das Sehen bewusst gemacht, das Sehen trainiert und das Körperbewusstsein geschult.

Da sich viele Sehstörungen bereits im frühen Kindesalter zeigen und durch Übungen gut behandelt werden können, wird im Übungsteil auch verstärkt auf Übungen mit Kindern eingegangen. So in den Übungen zur Gehirnintegration und den Ballspielen.

Ein großer Teil der Übungen steigert das eigene Wohlbefinden, das im gesamten Prozess der systemischen Augentherapie eine wichtige Rolle spielt, da die Stärkung der eigenen Ressourcen für den erfolgreichen Verlauf einer Therapie sehr wichtig ist.

Der folgende Übungsteil bietet eine Auswahl an Augenübungen, die sich in der täglichen Praxis als besonders wirkungsvoll erwiesen haben.

Grundsätzlich sollten die Übungen ohne Brille durchgeführt werden. In Ausnahmefällen, z. B. bei Zeitmangel, oder wenn es umständlich ist, die Brille abzunehmen, geht es auch mal mit Brille.

Übersicht – Augenübungen

Übung 1 – Akkommodationsübungen

Die Akkommodation, die Fähigkeit des Auges, Objekte in verschiedenen Entfernungen scharf auf der Netzhaut abzubilden, kann durch bestimmte Übungen gestärkt werden. Damit wird dic Flexibilität der Augenlinse erhalten.

Der Nah-Fern-Schwung ist eine Übung zur Verbesserung der Akkommodation. Der Brennpunkt des Sehens wird im Wechsel von nah nach fern verschoben. Die Übung kann fast überall ausgeführt werden. Sehr schön ist es, sie im Freien durchzuführen.

Nah-Fern-Schwung

Setzen oder stellen Sie sich bequem hin. Suchen Sie sich einen nahen und einen fernen Gegenstand, z. B. Ihren Daumen und ein Bild an der Wand oder einen Baum im Garten. Stellen Sie sich vor, Sie halten in der Hand ein dickes Seil, das bis zu dem Bild oder dem Baum reicht. Stellen Sie sich das Seil in einer bunten Farbe vor. Umkreisen Sie kurz Ihren Daumen und dann das Bild oder den Baum entgegen dem Uhrzeigersinn. Lassen Sie nun Ihren Blick entspannt vom Daumen auf dem imaginären Seil zum Baum gleiten und wieder zurück. Der Kopf bewegt sich dabei nicht kreisförmig, sondern auf und ab, wie bei einem langsamen Nicken. Spüren Sie, wie dadurch auch die Nackenmuskulatur gelockert wird. Wenn Ihr Blick auf dem Seil springt, ist das ganz normal. Versuchen Sie einfach, den Blick so weich wie möglich gleiten zu lassen. Vielleicht fällt es Ihnen leichter, wenn Sie sich vorstellen, dass das Seil auf dem Boden durchhängt.

Wenn Sie kurzsichtig sind, atmen Sie aus, während Sie Ihren Blick in die Ferne schweifen lassen. Wenn Sie weitsichtig sind, atmen Sie aus, während Sie Ihren Blick in die Nähe holen. In der Ausatmung entspannt sich der Körper und das Sehen. Die Kurzsichtigen lassen damit ihre entspannte Nahsicht in die Ferne gleiten. Die Weitsichtigen bringen ihre klare Fernsicht zu sich her. Wiederholen Sie die Übung in Ihrem eigenen Atemrhythmus mehrere Male.

Schließen Sie dann Ihre Augen und fahren Sie mit dem Wandern auf dem imaginären Seil gleichermaßen fort. Stellen Sie sich vor, auf Ihrem Seil hüpft ein Vogel oder ein bunter Schmetterling entlang, jeweils mit Ihrem Atem zu sich her oder von Ihnen weg. Lassen Sie den Vogel oder Schmetterling auch in Ihrer Problemzone ganz deutlich und klar erscheinen.

Nach einer Weile öffnen Sie Ihre Augen wieder und lassen den Blick noch ein paar Mal zwischen dem Daumen und dem Baum hin und her gleiten.

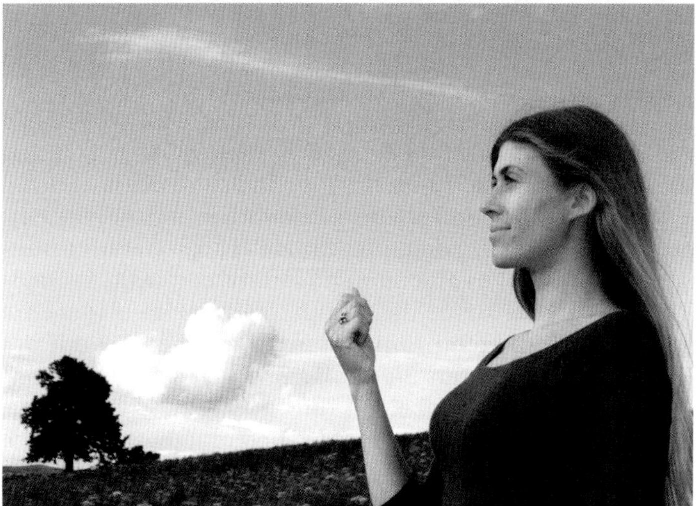

Der Nah-Fern-Schwung verbessert die Akkommodation der Augen, d.h. deren Fähigkeit, Objekte in verschiedenen Entfernungen scharf auf der Netzhaut abzubilden.

Posaunen

Auch mit der folgenden Übung können Sie die Akkommodation schulen. Besonders wird dabei die Flexibilität der Linse angeregt und der Ziliarmuskel trainiert. Wer Probleme mit dem Lesen hat sollte diese Übung mehrmals täglich durchführen.

Decken Sie das linke Auge mit der hohlen Hand ab. Lassen Sie dabei das Auge geöffnet. Halten Sie die rechte Hand locker ausgestreckt vor Ihrer Nase. Schauen Sie mit dem rechten Auge auf eine bestimmte Stelle auf Ihrer Hand, z. B. eine Handlinie oder einen Ring. Bewegen Sie dann die rechte Hand wie ein Posaunespieler in schnellem Wechsel hin und her. Halten Sie dabei eine schräge Bewegungsrichtung bei – von Ihrer Hand vor der Nase in einer gedachten Linie zur Körpermitte bis zum Auge. Sie werden feststellen, dass Sie nicht immer scharf sehen können. So schnell wie Sie Ihre Hand bewegen, kann das Auge auf dieser kurzen Entfernung nicht scharf stellen. Versuchen Sie nicht, scharf zu stellen. Führen Sie die Bewegung ganz locker und entspannt aus, ohne darüber nachzudenken.

Wenn Sie die Hand wieder wegnehmen, achten Sie darauf, wie sich beide Augen anfühlen. Ist das Gefühl unterschiedlich? Gibt es auch einen Unterschied beim Sehen?

Wechseln Sie dann die Hände, decken Sie das rechte Auge mit der rechten Hand ab und posaunen Sie mit der linken Hand. Achten Sie danach wieder auf das unterschiedliche Gefühl in beiden Augen.

Anstelle der Hand können Sie auch eine Postkarte, eine Karte mit einem Aufkleber oder ein buntes Bild verwenden. Wenn Sie wenig Zeit haben, können Sie beide Augen geöffnet lassen und einfach mit einer Hand posaunen und dabei auf Ihre Armbanduhr oder eine andere Stelle schauen. Bauen Sie mehrmals täglich solche kleinen Übungspausen ein.

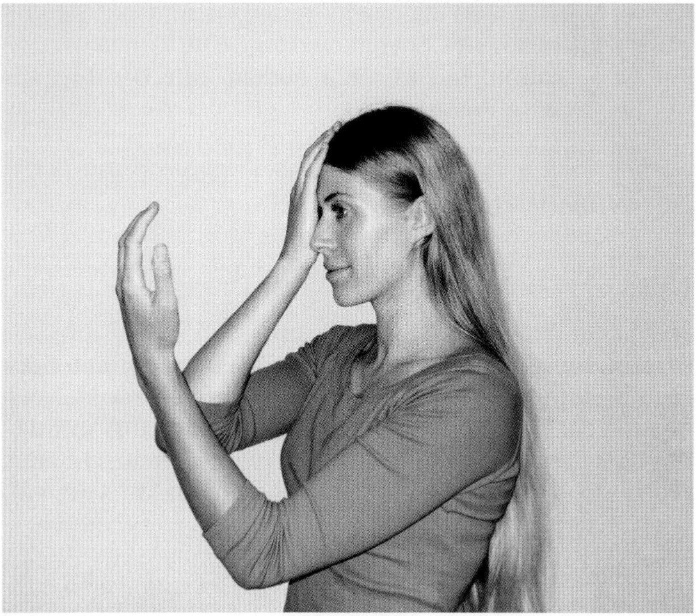

Mit der Posaunen-Übung wird die Flexibilität der Linse und des Ziliarmuskels gefördert.

Übung 2 – Nachbilder

Das Phänomen von Nachbildern beruht auf dem Polaritätsprinzip der menschlichen Sehfähigkeit. Nur durch den Wechsel von Hell und Dunkel, also durch Kontraste, ist Sehen überhaupt möglich. Durch intensives Betrachten von dunklen Formen auf einer weißen Unterlage oder farbigen Flächen wird die Entstehung von Nachbildern angeregt. Das Erzeugen von Nachbildern stärkt den Teil des Sehens, der spektrale Lichtenergie in Sehkraft umwandelt und an das Sehzentrum im Gehirn weiterleitet. Das heißt, dass die Sehzellen auf der Netzhaut angeregt werden. Die Intensität des Sehens wird allgemein gesteigert und der Sehvorgang wird mit neuer Energie versorgt. Die Konzentration auf eine bestimmte Farbe hat zudem eine beruhigende und meditative Wirkung.

Schwarz-weiße Nachbilder

Lassen Sie die Punkte leuchten

Setzen Sie sich bequem und aufrecht hin, so dass die Atmung frei fließen kann. Schauen Sie mit weichem Blick ca. 30 Sekunden auf den mittleren schwarzen Punkt. Nach einer Weile werden Sie einen leuchtenden „Hof" um den Punkt wahrnehmen. Allmählich sehen Sie vielleicht auch einen „Hof" um die anderen schwarzen Punkte. Jetzt entwickelt sich das Nachbild.

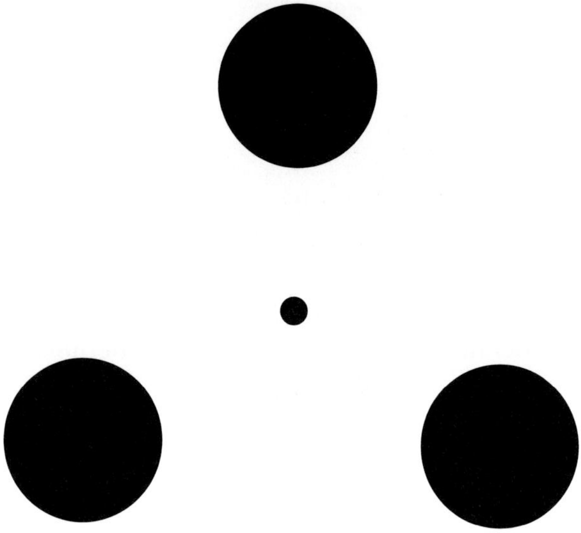

Durch Übungen mit Nachbildern werden die Sehzellen auf der Netzhaut angeregt.

Richten Sie dann den Blick auf eine weiße Fläche, z. B. eine kahle weiße Wand oder ein weißes Stück Papier. Atmen Sie tief und machen Sie den Blick ganz weich. Jetzt sollte sich das Nachbild herausbilden: Leuchtend weiße Punkte, die noch heller als das Papier oder die Wand erscheinen.

Bringen Sie die Glühbirne zum Leuchten

Schauen Sie auch hier mit weichem Blick ca. 30 Sekunden auf die weißen Drähte in der Mitte der Glühbirne. Danach richten Sie Ihren Blick wieder ganz weich auf eine große weiße Fläche. Jetzt sollten Sie die Umrisse und die Glühbirne selbst etwas heller als die weiße Fläche leuchten sehen.

Falls sich der Effekt nicht gleich einstellt, betrachten Sie etwas länger als 30 Sekunden die Drähte. Atmen Sie tief und versuchen Sie, den Blick ganz weich zu machen und etwas durch das Bild hindurchzuschauen.

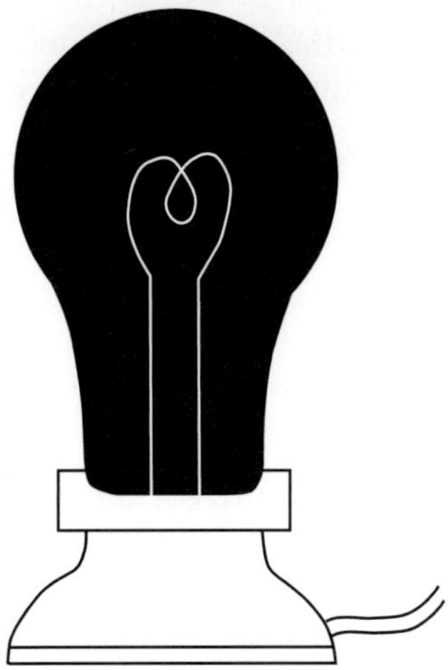

Bringen Sie die Glühbirne zum Leuchten und regen Sie damit Ihre Sehzellen auf der Netzhaut an.

Farbige Nachbilder

Wenn Sie eine Weile auf eine farbige Fläche schauen, wird das Nachbild in einer anderen Farbe erscheinen, der so genannten Komplementärfarbe. Im Farbkreis sind dies die sich gegenüber liegenden Farben. Die Komplementärfarbe von Rot ist Blaugrün (Türkis), die Komplementärfarbe von Blau ist Orange, die Komplementärfarbe von Gelb ist Violett. Die Farben der Nachbilder sind die reinsten Farben, die es gibt. Eine große Auswahl an Farbtafeln und Übungen dazu finden Sie in dem Buch „Augenschule", von Wolfgang Hätscher-Rosenbauer, das im Anhang aufgeführt wird.

Übung 3 – Koordinationsübungen – Sehen mit beiden Augen

Die folgenden Übungen dienen der Koordination des Sehens mit beiden Augen. Wenn die Botschaften beider Augen optimal miteinander verschmelzen, entsteht mehr Tiefenschärfe und mehr Farbe – eine Erfahrung, die mit nur einem Auge nicht möglich ist.

Vorübung 1

Erfassen des gemeinsamen Blickfeldes beider Augen

Halten Sie die rechte Hand vor das rechte Auge. Richten Sie den Blick geradeaus und sehen Sie, wie weit Ihr Blickfeld mit dem linken Auge reicht. Nehmen Sie die innere und äußere Grenze Ihres Blickfeldes wahr. Halten Sie dann die linke Hand vor das linke Auge und sehen Sie, was Sie jetzt wahrnehmen können, wie weit Ihr Blickfeld mit dem rechten Auge reicht. Achten Sie auch darauf, wie sich die

Qualität des Sehens verändert, wenn Sie nur mit einem Auge schauen.

Wenn Sie mit beiden Augen schauen, überschneidet sich das Gesichtsfeld beider Augen in der Mitte. Hier findet das dreidimensionale Sehen, das gemeinsame Sehen beider Augen statt. Sie werden feststellen, dass das Sehen mit beiden Augen deutlicher, klarer und plastischer ist.

Vorübung 2

Wahrnehmung von einfachen und doppelten Bildern

Halten Sie einen Finger ca. 15 cm vor die Nase und konzentrieren Sie den Blick auf Ihre Fingerspitze. Während der Blick auf der Fingerspitze bleibt, richten Sie Ihre Aufmerksamkeit nun auch auf andere Gegenstände in Ihrem Blickfeld. Nehmen Sie wahr, wie sich alles verdoppelt, was Sie nicht direkt ansehen. Dies passiert wenn die Meldung beider Augen gleichzeitig im Gehirn umgesetzt wird. Nur an der Stelle, an der beide Augen exakt aufeinander abgestimmt sind, sehen wir ein einfaches Bild, alles andere ist doppelt erkennbar.

Vorübung 3

Auflockerung

Bevor Sie die folgenden Koordinationsübungen machen, lockern Sie sich immer zuerst auf. Gähnen Sie, strecken Sie sich, atmen Sie intensiv, palmieren Sie. Um die Gehirnhälften und das beidseitige Sehen anzuregen, machen Sie Überkreuzbewegungen oder die liegende Acht.

Fingertor

Halten Sie den ausgestreckten Zeigefinger einer Hand senkrecht und etwa 15 – 20 cm vor die Nase. Schauen Sie ganz entspannt auf einen Gegenstand in der Ferne, z. B. eine Kerze. Was nehmen Sie wahr? Sieht der Finger zunächst durchsichtig aus? Oder wird der Finger doppelt? Sehen Sie die Kerze wie durch ein Tor?

Wenn Sie den Finger nicht doppelt sehen, kann es sein, dass Sie direkt auf den Finger geschaut haben, oder irgendwo dazwischen.

Richten Sie dann den Blick auf Ihren Finger. Was geschieht nun? Sehen Sie die Kerze doppelt? Wechseln Sie den Blick ein paar Mal hin und her, spielen Sie damit und lassen Sie dann den Blick auf der Kerze ruhen. Es ist für die Augen angenehmer und entspannender, Gegenstände in größerer Entfernung anzuschauen. Denken Sie daran, dass Sie immer nur an der Stelle, an der Ihre Aufmerksamkeit ruht, einfach sehen. Alles andere muss doppelt sein.

Wenn Sie mit dieser Übung Mühe haben, wenn Sie den Finger oder die Kerze nicht doppelt sehen, dann ist das ein Zeichen, dass Sie mit der Fusion Probleme haben. Dann sollten Sie die Fusionsübungen öfter durchführen.

Wenn Sie nur den Finger doppelt sehen, nicht aber die Kerze, oder umgekehrt, sind Sie schon auf dem richtigen Weg. Trainieren Sie das, was Ihnen leichter fällt, bleiben Sie eine Weile dabei und versuchen Sie dann das andere. Nach einiger Zeit klappt es bestimmt.

Wenn Sie gar kein Tor oder die Kerze nicht doppelt sehen, heißt das, dass Sie nur mit einem Auge schauen. Dies kann der Fall sein, wenn Sie auf beiden Augen sehr unterschiedliche Sehstärken haben oder wenn ein Auge „abgeschaltet" ist. Es kann auch sein, dass Sie das Fingertor unterschiedlich scharf wahrnehmen, dass ein Finger deutlicher erscheint als der andere. Dies bedeutet, dass das Auge schräg gegenüber dem stärker erscheinenden Finger den größeren Teil des Sehens leistet. Wenn also Ihr rechter Finger deutlicher erscheint, leistet das linke Auge mehr und umgekehrt. Schließen Sie dann Ihre Augen, stellen Sie sich vor, dass Sie mit einem imaginären Stift auf der Nase beide Finger malen. Malen Sie beide gleich kräftig. Zur Verstärkung der Vorstellung können Sie auch zwei Säulen eines griechischen Tempels malen (beide gleich stark) oder zwei dicke Baumstämme. Wenn Sie die Augen wieder öffnen und wieder die Kerze durch das Tor ansehen, hat sich die Stärke des anderen Fingers möglicherweise verändert.

Machen Sie eine kurze Pause und versuchen Sie die Übung noch einmal. Spielen Sie mit dem Blickwechsel vom Finger zur Kerze und wieder zurück und lassen Sie dann den Blick dort ruhen, wo es Ihnen angenehmer ist.

Wenn Sie keine Kerze zur Hand haben, nehmen Sie als entfernten Gegenstand einfach eine Vase, eine Blume, ein Bild, etc.

Diese und auch die anderen Fusionsübungen sind anstrengend für die Augen. Machen Sie sie nicht zu lange und denken Sie daran, hinterher zu palmieren und Ihre Augen wieder ausruhen zu lassen.

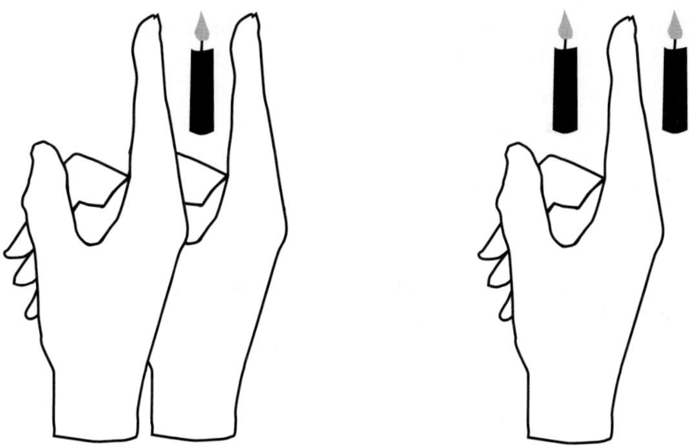

Mit der Fingertor-Übung wird die Fähigkeit der Augen zur Fusion trainiert.

Variation Fingertor

Dies ist eine Übung, bei der im Nah-Fern-Schwung die Koordination der beiden Augen in Kombination mit der Akkommodation geübt werden kann. Je nachdem, ob Sie in die Ferne oder in die Nähe sehen, erscheint der nicht fokussierte Daumen doppelt.

Halten Sie einen Daumen in Armeslänge vor Ihrer Nase und den anderen Daumen dazwischen. Schauen Sie auf den entfernten Daumen und nehmen Sie wahr, wie der vordere Daumen doppelt wird. Richten Sie nach einer Weile den Blick auf den Daumen vor Ihrer Nase und sehen Sie, dass der entfernte Daumen sich verdoppelt. Lassen Sie dann den Blick wieder auf den entfernten Daumen gleiten und lassen Sie ihn dort ausruhen, während Sie den vorderen Daumen doppelt sehen. Schließen Sie anschließend die Augen oder palmieren Sie.

Perlenschnur

Fädeln Sie zwei gleichfarbige Holzperlen auf ein Stück Schnur oder helles Garn von etwa 2 m Länge. Üben Sie mit einem Partner, einer Partnerin oder binden Sie das eine Ende der Schnur irgendwo fest (an einem Fenster- oder Türgriff, an einem Regal, etc.). Setzen Sie sich aufrecht mit geradem Rücken auf einen Stuhl und halten Sie das andere Ende der Schnur in der Hand. Die Schnur sollte angespannt sein. Schieben Sie die vordere Perle etwa 20–30 cm von sich weg. Bewegen Sie die hintere Perle weiter weg, bis fast zum anderen Ende der Schnur. Wenn Sie stark kurzsichtig sind, schieben Sie die hintere Perle nur so weit weg, dass sie diese noch gut erkennen können. Sie muss aber nicht scharf sein.

Richten Sie jetzt den Blick auf die vordere Perle.
Kreuzt sich die Schnur in der Perle und sehen Sie hinten zwei Perlen?

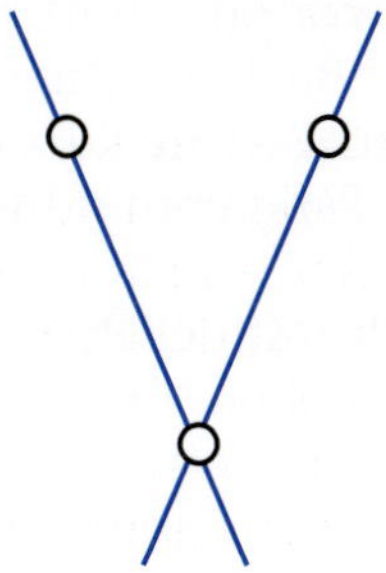

Übung mit der Perlenschnur, Bild 1

Richten Sie dann den Blick auf die hintere Perle. Sehen Sie jetzt die hintere Perle nur einmal und zwei Schnüre laufen auf Sie zu mit jeweils einer Perle? Sehen Sie im Vordergrund zwei Perlen?

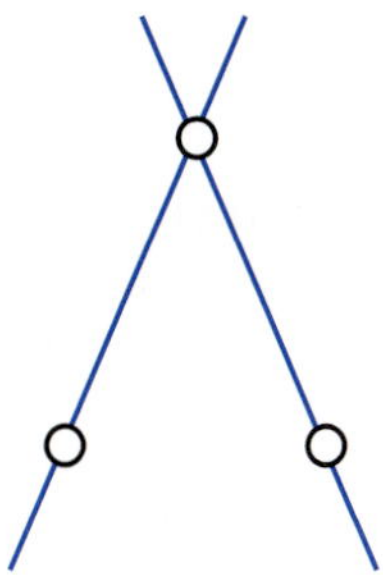

Übung mit der Perlenschnur, Bild 2

Wenn Ihre Augen gut koordiniert sind werden Sie feststellen, dass Sie immer dort ein Kreuz sehen, worauf Sie Ihren Blick richten. Beim Schauen auf die vordere Perle erscheinen die beiden Schnüre wie ein breiter werdender Fluss. Wenn Sie dagegen auf die hintere Perle schauen, sieht es aus wie eine Autobahn, die von Ihnen weg verläuft und nach hinten schmäler wird.

Falls Sie das Kreuz vor oder hinter der jeweils fixierten Perle sehen, ruht Ihr Blick an einer anderen Stelle. Entspannen Sie sich, schließen Sie kurz die Augen, stellen sie sich das Kreuz in der Perle vor und versuchen Sie es noch einmal.

Üben Sie spielerisch mit der Perlenschnur. Verschieben Sie die vordere Perle und damit das Kreuz. Lassen Sie den Blick von der vorderen zur hinteren Perle wandern und wieder zurück. Verschieben Sie somit das Kreuz einfach mit Ihrem Blick. Wenn dies gut klappt, probieren Sie es einmal mit mehreren Perlen, auch in verschiedenen Farben.

Entspannen Sie anschließend Ihre Augen, z. B. mit Palmieren.

Phänomen – Loch in der Hand

Rollen Sie ein Blatt Papier zu einem Rohr. Halten Sie das Rohr vor das rechte Auge und schauen Sie hindurch. Richten Sie Ihren Blick auf einen bestimmten Gegenstand und schauen Sie ihn durch das Rohr wie durch ein Fernrohr an.

Halten Sie die linke Hand vor das linke Auge und berühren Sie mit der Hand das Rohr. Schauen Sie dabei mit beiden Augen möglichst weit in die Ferne geradeaus. An einer bestimmten Stelle sehen Sie plötzlich ein Loch in der Hand und Sie sehen durch das Loch den Gegenstand in der Ferne. Es erscheint, als ob Sie durch ein Loch in Ihrer Hand schauen. Je weiter das Loch in der Mitte der Hand entsteht, desto besser sehen sie in die Ferne und ihre Augen stehen parallel. Wenn es nicht auf Anhieb klappt, probieren Sie es noch einmal ganz langsam.

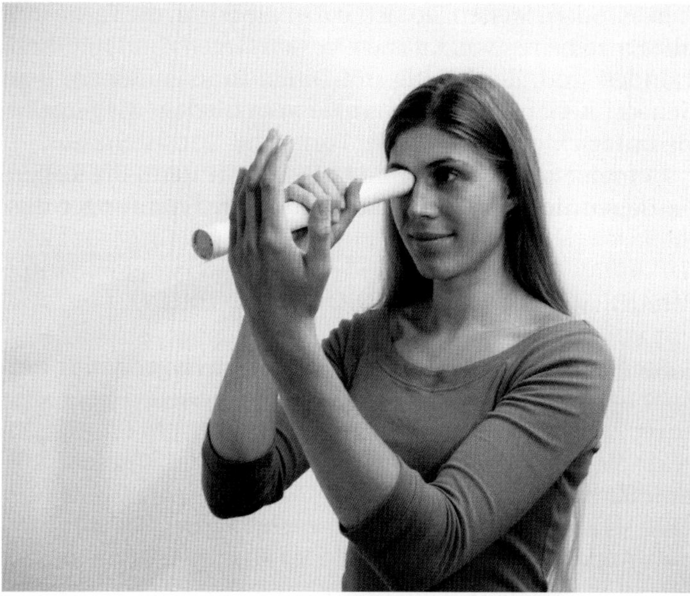

Diese Übung „zaubert" ein Loch in Ihre Hand und schult das Sehen in die Ferne.

Übung 4 – Visualisieren

Verbundene Augen

Der Tastsinn und das visuelle Gedächtnis sind eng miteinander verbunden. Durch das Verbinden der Augen und Ertasten von Gegenständen kann das visuelle Gedächtnis, das innere Sehen geschult und gestärkt werden.

Sehr schön ist es, diese Übung zu zweit durchzuführen. Verbinden Sie sich mit einem weichen Tuch oder einer Augenbinde die Augen. Lassen Sie sich von Ihrem Partner/ Ihrer Partnerin einen Gegenstand, den Sie vorher nicht gesehen haben, reichen. Erfühlen und ertasten Sie diesen mit den Händen. Stellen Sie sich dabei die Form, die Farbe und alle Einzelheiten vor. Erfassen Sie den Gegenstand mit Ihren Händen und gleichzeitig mit Ihrem inneren Sehen, dem Sehen im Gehirn. Probieren Sie verschiedene Gegenstände unterschiedlicher Größe, Form und Konsistenz aus.

Öffnen Sie die Augen und tauschen Sie dann die Rollen. Tauschen Sie sich anschließend über Ihre Erfahrungen aus.

Visualisieren von farbigen Objekten

Lassen Sie aus der Dunkelheit, wenn Ihre Augen völlig entspannt sind, farbige Gegenstände entstehen. Dabei sind Ihrer Phantasie keine Grenzen gesetzt. Je mehr farbige Objekte Sie sich in der Entspannung vorstellen können, z. B. eine Zitrone, eine Tomate, eine Blume, einen Baum oder eine schöne Landschaft, umso mehr werden Sie mit offenen Augen wahrnehmen und klar erkennen können.

Zitrone

Stellen Sie sich eine leuchtend gelbe Zitrone vor, vielleicht gerade frisch von einem Baum gepflückt. Betrachten Sie ihre ovale Form, die an beiden Enden spitz zuläuft. Nehmen Sie die raue Oberfläche wahr und ihre leichten Längsfurchen. Stellen Sie sich jetzt vor, Sie schneiden die Zitrone in der Mitte durch. Das Messer gleitet durch das weiche Fruchtfleisch und der Saft fließt heraus. Läuft Ihnen jetzt auch das Wasser im Mund zusammen? Können Sie sich den Geschmack der Zitrone vorstellen? Riechen Sie auch ihren Duft?

Schokolade

Stellen Sie sich Ihre Lieblingsschokolade vor. Betrachten Sie die dunkelbraune Farbe. Welche Form hat die Schokolade? Ist es eine ganze Tafel oder vielleicht nur ein Stück? Oder hat sie eine ganz eigene individuelle Form? Stellen Sie sich vor, Sie führen die Schokolade zum Mund und beißen hinein. Lassen Sie in der Vorstellung ein kleines Stück auf der Zunge zergehen. Schmecken Sie den süßen Geschmack? Riechen Sie die Schokolade?

Pfirsich

Stellen Sie sich vor, Sie machen Urlaub in einem südlichen Land. Auf dem Markt gibt es frische Pfirsiche. Sie suchen sich die weichsten und reifsten aus. Betrachten Sie ihre gelb-rote Farbe. Nehmen Sie den reifsten Pfirsich zur Hand. Waschen Sie ihn und nehmen Sie wahr, wie sich die Farbe und die Oberfläche der Schale verändern. Möchten Sie hinein beißen? Oder ist Ihnen die Schale zu pelzig? Dann schälen Sie ihn. Beißen Sie jetzt ein Stück ab. Spüren Sie, wie weich sich das Fruchtfleisch anfühlt und wie Ihnen der Saft am Mund und an den Händen hinunterfließt. Schmecken Sie seinen süßen und fruchtigen Geschmack?

Stellen Sie sich immer mehr Gegenstände vor. Gehen Sie ganz spielerisch damit um. Spielen Sie mit Ihrem Kind oder einem Partner. Schließen Sie abwechselnd die Augen und beschreiben Sie sich gegenseitig Gegenstände. Sprechen Sie anschließend über Ihre Erfahrungen.

Übung 5 – Übungen zur Gehirnintegration

Krabbeln

Das Krabbeln ist eine wichtige Stufe in der Entwicklung des Kindes. Hier werden entscheidende Grundsteine für bestimmte Funktionen im Gehirn gelegt. Deshalb raten wir allen Eltern, die Krabbelphase ihres Kindes zu fördern und es nicht vorzeitig zum Gehen und aufrechten Stand zu animieren.

Die folgende Übung, die Überkreuzbewegung, bildet sozusagen die Grundlage im Gehirn, bereitet den Boden für gutes Sehen. Sie kann in jeder Altersstufe ausgeführt werden und Menschen, die als Kleinkinder nicht, oder zu wenig gekrabbelt sind, können dies durch diese einfache Übung kompensieren. Die Überkreuzbewegung eignet sich auch gut für Legastheniker, weil sie nicht nur die Sehbahnen, sondern auch andere Nervenbahnen im Gehirn aktiviert. Wenn Sie diese Übung mit Kindern machen, können Sie diese auch mit Musikbegleitung auf dem Boden krabbeln lassen.

Mit dieser Übung 'schalten' Sie Ihre beiden Gehirnhälften ‚ein', d. h. eine Dominanz der rechten oder der linken Gehirnhälfte wird ausgeglichen und beide Gehirnhälften werden gleichzeitig aktiviert. Wer so integriert ist, kann mehr wahrnehmen, Bilder sehen und diese auch beschreiben. Überkreuzbewegungen fördern das Sehvermögen und intensivieren die Atmung. Gleichzeitig entspannen sich Schultern und Nacken, so dass Sie sich insgesamt harmonischer und ausgeglichener fühlen.

Überkreuzbewegung

Stehen Sie locker auf einer festen Unterlage. Heben Sie den rechten Arm und das linke Bein, dann den linken Arm und das rechte Bein. Bewegen Sie die Arme und Beine über Kreuz. Stellen Sie sich dabei vor, dass Sie intensiv gehen oder marschieren. Berühren Sie mit der rechten Hand das linke Knie und dann mit der linken Hand das rechte Knie. Wichtig ist, dass sich dabei die großen Gelenke der Schultern und Oberschenkel bewegen, das heißt, die Übung sollte schwungvoll und ausladend ausgeführt werden. Mussten Sie dabei überlegen? Dann sollten Sie diese Übung öfter üben.

Während Sie sich bewegen, summen Sie dabei und schauen Sie in alle Richtungen. Sie können die Augen auch auf Gegenstände in der Nähe richten oder in die Ferne blicken. Sie können diese Übung mit anderen Denkaufgaben kombinieren, wie zum Beispiel gleichzeitig rechnen oder Rätsel raten, Vokabeln abfragen, zählen oder singen. Dies regt beide Gehirnhälften an und verstärkt die Wahrnehmung und Koordinationsfähigkeit. Lassen sie Ihrer Phantasie freien Lauf.

Sie können auch sportlich mit Überkreuzbewegungen quer durch den Raum gehen. Variieren Sie die Übung: hüpfen und springen Sie, berühren Sie mit den Ellbogen die Knie oder gehen Sie rückwärts. Spielen Sie eine lebhafte Musik zur Übung und bewegen Sie sich mit viel Spaß und Freude dazu.

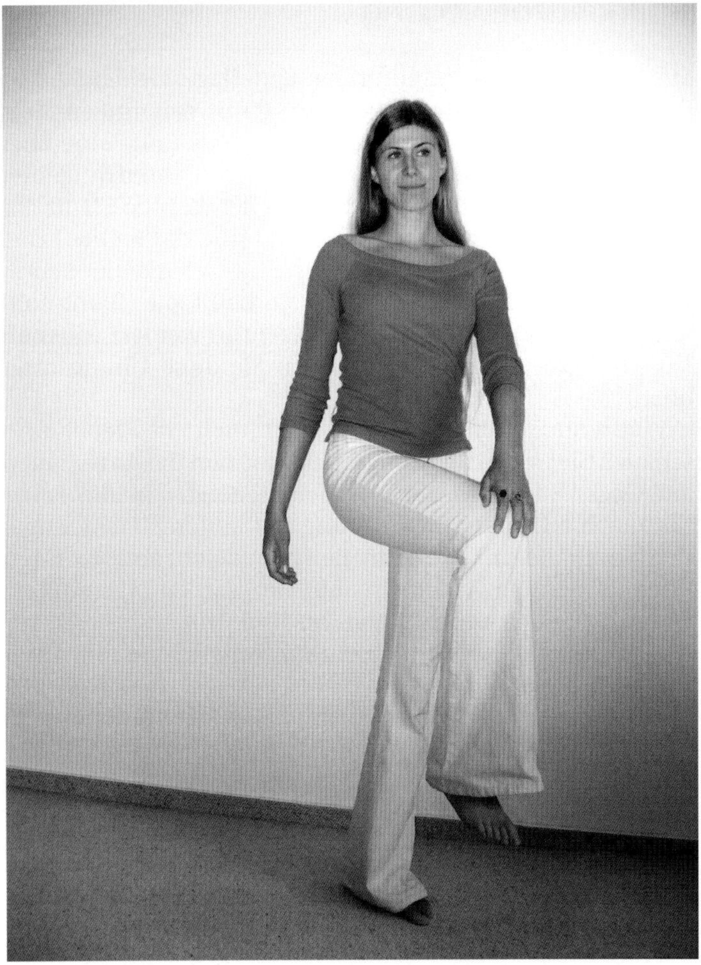

Übungen mit Überkreuzbewegungen fördern das Sehvermögen, da sie beide Gehirnhälften aktivieren und ausgleichend wirken.

Krabbelspiele mit Kindern

Krabbeln Sie mit Ihrem Kind auf dem Boden. Krabbeln Sie unter den Tisch und zwischen den Stühlen durch. Spielen Sie mit einem Ball dabei. Rollen Sie den Ball in eine Ecke des Zimmers und krabbeln Sie ihm nach. Rollen Sie den Ball in die andere Richtung und krabbeln Sie ihm nach. Lassen Sie den Ball in verschiedene Richtungen rollen und regen Sie damit Ihr Kind an, dem Ball zu folgen.

Spielen Sie mit Ihrem Kind Katze und Maus oder Hund und Katze. Verfolgen Sie sich gegenseitig. Krabbeln Sie einander nach.

Liegende Acht

Eine weitere Übung zur Gehirnintegration ist die Liegende Acht. Wie bei der Überkreuzbewegung, werden beide Gehirnhälften ‚eingeschaltet'. Durch die Bewegung des Kopfes lockert sich der Nacken und Blockaden im Schulter- und Nackenbereich, die sehr häufig gutes Sehen behindern, werden gelöst. Wenn Sie gereizt, nervös, angespannt, zerstreut, oder verwirrt sind, malen Sie ein paar liegende Achten. Sie werden spüren, dass Sie ruhiger und zentrierter werden, sozusagen wieder zu Ihrer Mitte finden. Gleichzeitig tun Sie etwas Gutes für Ihre Augen und Ihr Sehen. Für Kinder und Jugendliche ist dies ebenso wie die Überkreuzbewegung eine gute Übung um sich auf Schulaufgaben, Referate und andere Leistungsüberprüfungen vorzubereiten.

Stehen oder sitzen Sie bequem. Beschreiben Sie mit dem Zeigefinger der rechten Hand, oder der linken Hand, wenn Sie Linkshänder sind, eine liegende Acht in der Luft. Beginnen Sie nach links oben wenn Sie Rechtshänder sind. Damit wird die rechte Gehirnhälfte angeregt und damit das Wahrnehmen von Bildern. Wenn Sie Linkshänder sind, probieren Sie aus, welche Seite Ihnen angenehmer ist.

Folgen Sie mit den Augen der Bewegung Ihres Fingers. Die Augen sollten ganz locker bleiben. Lassen Sie bewusst

Ihre Augenmuskeln los. Spüren Sie, wie die Augen sich in den Augenhöhlen leicht und gelöst bewegen.

Lockern Sie nach einer Weile Ihren Arm und schließen Sie die Augen. Stellen Sie sich nun an Ihrer Nasenspitze einen Malstift vor, einen Zauberstift, der in allen bunten Farben malen kann. Malen Sie nun mit diesem imaginären Stift die liegende Acht in die Luft. Bleiben Sie dabei in Bewegung. Malen Sie die Acht in einer Farbe, die Ihnen gerade gefällt. Spielen Sie mit Ihrer Phantasie. Nehmen Sie wahr, wie Sie bei jeder Bewegung in Ihre Körpermitte kommen, sich immer mehr zentrieren und harmonischer bewegen.

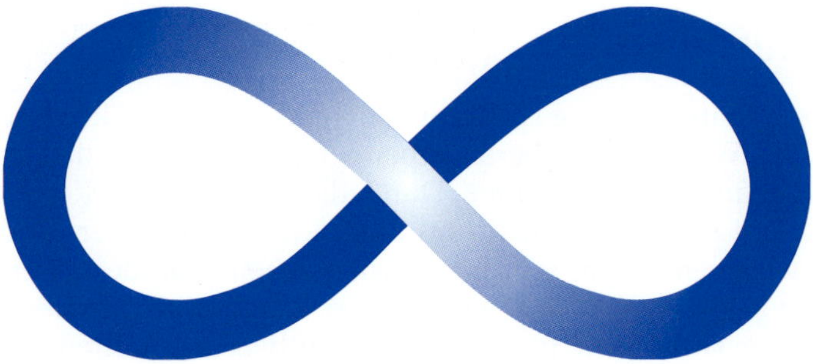

Die Liegende Acht ist eine weitere Übung zur Gehirnintegration. Durch die Bewegung des Kopfes lockert sich zudem der Nacken, Blockaden werden gelöst.

Übung 6 – Ballspiele mit Kindern

Ballspiele leisten einen wichtigen Beitrag zur Entwicklung des kindlichen Sehens.

Kinder lieben Bälle. Je kleiner das Kind, umso weicher sollte der Ball sein. Später lieben Kinder Bälle, die Geräusche machen, die springen, federn und hüpfen. Ballspiele fördern die Koordination der Bewegungen. Wenn das Sehen auf beiden Augen ausgeglichen ist, lassen Sie Ihr Kind mit beiden offenen Augen die Bewegungen verfolgen. Wenn die Augen unterschiedlich sind, können Sie das besser sehende Auge mit einer Augenklappe abdecken, um das schwächere Auge in der Bewegung zu fördern.

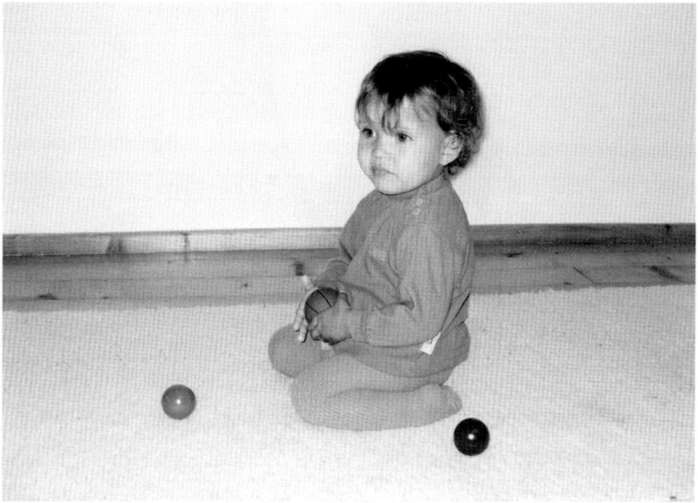

Ballspiele leisten einen wichtigen Beitrag zur Entwicklung des kindlichen Sehens.

Richtungsspiele

Binden Sie eine Schnur um einen Massageball. Je bunter der Ball umso besser. An einem glitzernden Schaumstoffball an einer elastischen Schnur wird Ihr Kind besonders viel Freude haben.

Das Kind liegt auf dem Boden. Schwingen Sie den Ball in verschiedene Richtungen. Das Kind folgt mit den Augen oder mit Kopfbewegung der Bewegung des Balls.

Dies fördert die Beweglichkeit der Augen in alle Richtungen. Beim Rollen, Werfen, Greifen und Fangen werden auch die Körperbewegungen koordiniert. Die dominante Seite wird sich immer zur Aktivität entscheiden, d. h. das

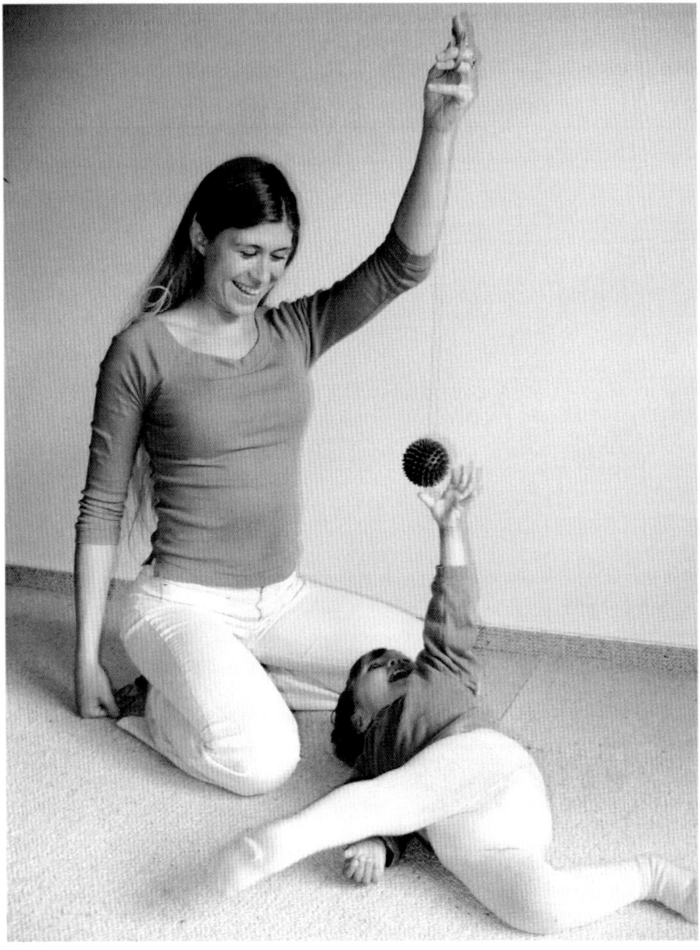

Übungen mit Bällen fördern die Beweglichkeit und Koordination der Augen.

Kind wird mit der rechten Hand greifen, wenn die rechte Hand dominant ist. Sie können aber auch bewusst beide Körperseiten aktivieren, indem Sie das Kind anregen mit beiden Seiten zu greifen, fangen, werfen oder zu rollen. Damit werden beide Gehirnseiten aktiviert und die Koordination gestärkt.

Versteckspiele

Kinder lieben Versteckspiele. Verstecken Sie einen Ball. Lassen Sie ihn an einer unerwarteten Stelle wieder auftauchen. Lassen Sie das Kind den Ball verstecken und suchen Sie ihn.

Rollen

Sitzen Sie auf dem Boden. Rollen Sie den Ball auf Ihr Kind zu. Benutzen Sie mehrere bunte Bälle oder auch einmal runde Früchte wie Äpfel und Orangen. Vielleicht möchte das Kind hinein beißen. Dann lassen Sie es zu.

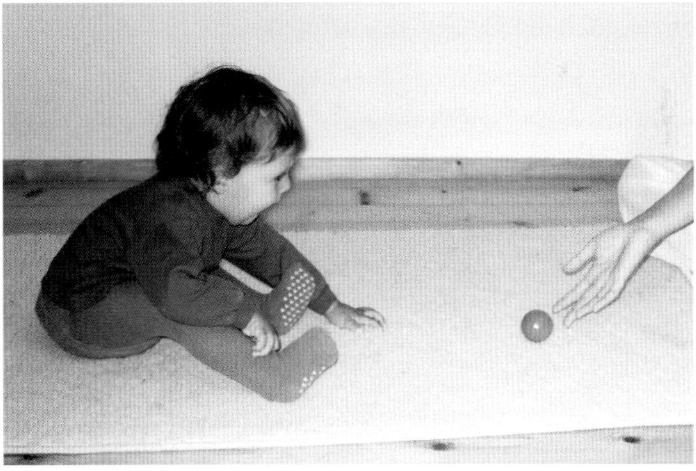

Rollen Sie einen Ball auf Ihr Kind zu.

Aufprallen

Lassen Sie den Ball an verschiedenen Seiten um das Kind aufprallen. Damit locken Sie die Bewegung der Augen in verschiedene Richtungen. Lassen Sie den Ball in der Mitte aufprallen und regen Sie das Kind an, den Ball zu fangen.

Massieren

Bälle eignen sich auch gut für eine Massage. Rollen Sie einen Ball über den Körper des Kindes und massieren Sie dabei mit leichtem Druck. Erzählen Sie eine lustige Geschichte dazu, z. B. von einem Tier, das über den Körper des Kindes krabbelt.

Wenn das Kind schon größer ist, können Sie sich den Ball gegenseitig zuwerfen. Spielen Sie mit Bällen in unterschiedlichen Größen und Farben. Verändern Sie die Abstände zueinander. Verfolgen Sie mit dem Blick die Wurfrichtung des Balles. Wenn das Kind kurzsichtig ist, lassen Sie es beim Werfen des Balles ausatmen. Beim Ausatmen entspannen wir und das Kind möchte ja in der Ferne besser sehen. Wenn das Kind hingegen weitsichtig ist, regen Sie es an, beim Fangen auszuatmen.

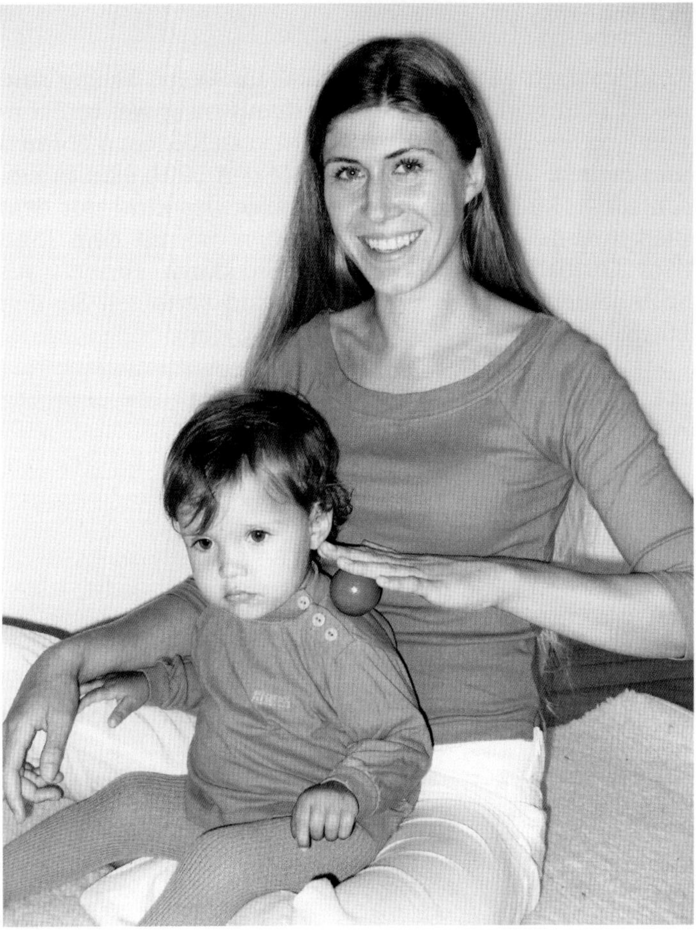

Bälle eignen sich auch gut zum Massieren.

Luftballons

Kinder lieben Luftballons. Gerade für kleine Kinder sind sie sehr gut geeignet, da sie sich damit nicht wehtun können. Spielen Sie mit Luftballons in verschiedenen Formen und Farben. Werfen und kicken sie den Luftballon in verschiedene Richtungen und lassen Sie das Kind mit dem Blick folgen. Krabbeln und kriechen Sie mit dem Kind dem Luftballon nach. Krabbeln Sie durch Tunnels aus Stuhlbeinen, Tischen und Kissen und verfolgen Sie den Luftballon.

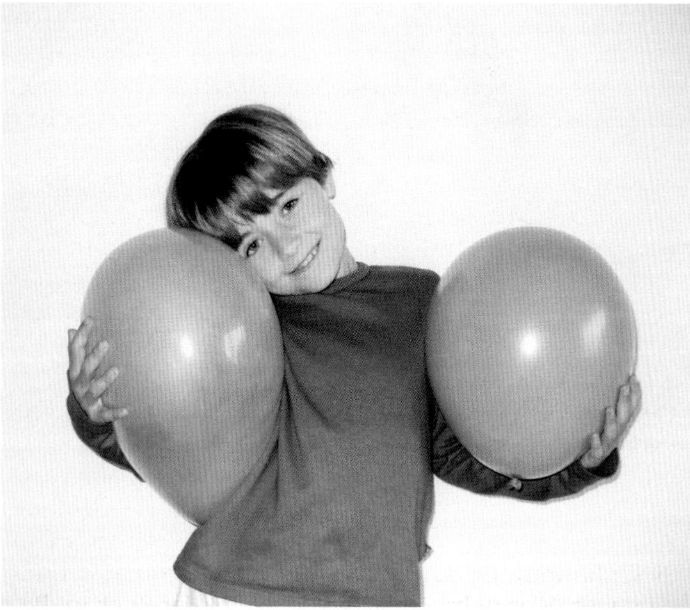

Kinder spielen sehr gerne mit Luftballons.

Übung 7 – Wechsel zwischen Fixation und Peripherie

Unsere Augen sind es gewohnt, ständig zu fixieren, scharf zu stellen. Im optimalen Fall werden die einfallenden Lichtstrahlen des Gegenstandes, den wir betrachten, genau auf die Fovea centralis, die Stelle des schärfsten Sehens auf der Netzhaut gelenkt und wir sehen scharf. Entspannte, gut sehende Augen können aber nicht ständig fixieren, so wie ein Leistungssportler nicht rund um die Uhr in Höchstform und angespannter Konzentration sein kann. Diese Höchstform erreicht er nur, wenn er seinem Körper immer wieder die nötigen Ruhepausen gönnt und die Muskeln wieder entspannt. So ist es auch für die Augen wichtig, den Blick immer wieder zu entspannen und die Aufmerksamkeit auf den Rand des Sehens, auf die Peripherie zu richten. Der Wechsel zwischen Fixation und verschwommenem Sehen macht letztendlich klares Sehen aus.

Test zur Fixation

Wenn Sie Brillenträger sind, dann setzen Sie Ihre Brille bei der Übung ab. Halten Sie zunächst einen Daumen in Armeslänge vor Ihre Augen. Stark Kurzsichtige halten den Daumen etwas näher, so dass sie ihn noch einigermaßen scharf sehen können. Versuchen Sie den Blick in dieser Entfernung zu halten. Nehmen Sie dann den Daumen weg. Was nehmen Sie wahr? Bleibt der Blick in dieser Entfernung oder springt der Blick in die Ferne und hält an einem anderen Gegenstand fest? Versuchen Sie den Blick in der Entfernung des Daumens zu halten. Nach einer Weile des Übens werden Sie den Blick halten können. Normalerweise aber hat das Auge die Tendenz, gleich wieder an einer anderen Stelle zu fixieren.

Fixationsübung

Halten Sie den Daumen erneut vor Ihre Augen in einer Entfernung in der Sie ihn gut und scharf sehen können. Nehmen Sie nun auch die Umgebung wahr. Richten Sie bewusst Ihre Aufmerksamkeit auf die Umgebung. Ihr Blick ruht dabei immer noch auf Ihrem Daumen, den Sie fixieren. Die Umgebung, die Sie auch wahrnehmen, liegt an der Peripherie Ihres Sehens und ist unscharf. Nur Ihr Daumen ist scharf abgebildet.

Fixieren Sie danach andere Gegenstände, auch einmal etwas, das Sie nicht ganz scharf sehen können. Nehmen Sie gleichzeitig die Unschärfe in Ihrem peripheren Sehen wahr.

Sehen in der Peripherie

Lassen Sie jetzt das zentrale Sehen ganz los. Fixieren Sie nichts. Halten Sie beide Hände links und rechts von Ihrem Kopf, so dass Sie die Finger gerade noch sehen können. Bewegen Sie die Finger und regen Sie damit das periphere Sehen an. Nehmen Sie wahr, dass Sie im Moment nichts scharf sehen.

Fixieren Sie danach wieder einen Gegenstand. Wechseln Sie mehrere Male zwischen Fixation und peripherem Sehen.

Fixation und Peripherie im Wechsel

Probieren Sie die unterschiedlichen Einstellungen der Augen auch in der Bewegung aus. Gehen Sie durch den Raum und stellen Sie Ihren Blick weit, auf das periphere Sehen. Fixieren Sie dann eine Stelle und gehen Sie weiter. Achten Sie darauf, ob sich Ihre Bewegung, Geschwindigkeit, Körperhaltung, etc. verändert. Gehen Sie auch paarweise nebeneinander, ein Partner geht mit peripherem

Blick, während der andere mit zentralem Blick geht. Stellen Sie fest, wie unterschiedlich Sie gehen. Wahrscheinlich wird der peripher Sehende viel langsamer und gemütlicher gehen als der zentral Sehende. Bei Kurzsichtigen genügt es oft schon, einfach die Brille abzunehmen. Dadurch stellt sich das periphere Sehen automatisch ein und das Gehen wird langsamer. Wenn Sie kurzsichtig sind, probieren Sie aus, wie Sie mit und wie Sie ohne Brille gehen.

Interessant ist es, eine Mutter mit ihrem Kind im Supermarkt zu beobachten. Die Mutter, auf der Suche nach einem bestimmten Produkt, wird schneller und zielstrebiger gehen, während ihr Kind mit umherschweifendem, peripherem Blick immer ein paar Schritte hinterher kommt.

Haben Sie beim Gehen Ihre Körperhaltung wahrgenommen? Beim Gehen mit peripherem Blick ist die Haltung tendenziell lockerer, offener und die Schultern zeigen nach hinten, während beim fokussierten Sehen der Kopf oft nach vorne gestreckt und auch die Schultern nach vorne gezogen sind.

Buchstabensuche

Mit dieser Übung wird die Koordination der beiden Augen beim Lesen gesteigert, die Bewegung der Augen wird angeregt und für das Lesen trainiert. Die Augen müssen sich gemeinsam und exakt hin und her bewegen, ohne durch die Erfassung des Textsinnes abgelenkt zu werden.

Legen Sie Ihrem Kind ein Blatt Papier mit einem beliebigen Text verkehrt herum vor. Das Kind soll nun mit einem farbigen Stift alle „o“, die es sieht, anstreichen bzw. unterstreichen. Es soll nicht lange überlegen, einfach ganz spontan anstreichen. Die dafür anberaumte Zeit sollte möglichst kurz sein, je nach Länge des Textes maximal drei Minuten.

Übung 8 – Körperbewegung

Trampolin

Lebendige Augen wollen immer in Bewegung sein. Durch das lockere Hüpfen auf einem Trampolin wird die Augenbewegung angeregt und die Augenmuskeln gelockert. Wie beim Überkreuzgehen werden die rechte und linke Gehirnhälfte spielerisch in Einklang gebracht. So ist das Trampolinspringen eine gute Übung für die Koordination der Gehirnhälften. Dabei wird die Lymphflüssigkeit in Bewegung gebracht und Schlackenstoffe können sich auf ganz einfache Weise aus den Zellen lösen.

Die Bewegungen auf dem Trampolin sollten leicht und sanft ausgeführt werden. Die Wirkung ist so intensiver. Durch die sanften Bewegungen können auch Blockaden in der Wirbelsäule gelöst werden. Natürlich dürfen Kinder und Erwachsene auch mal lebhaft auf dem Trampolin herumhüpfen.

Wenn Sie die Möglichkeit haben, das Trampolin im Garten oder vor einem Fenster aufzustellen, kann dies die Übung verstärken, da der Blick beim Hüpfen möglichst weit in die Ferne gerichtet sein sollte.

Stehen Sie locker und aufrecht auf dem Trampolin. Beginnen Sie mit einer leichten federnden Bewegung. Heben Sie die Fersen und verlagern Sie das Körpergewicht auf die Zehenspitzen. Federn Sie mit den Füßen leicht auf und ab. Lassen Sie dabei die Schultern und den Nacken ganz locker. Lassen Sie auch die Arme locker hängen. Geben Sie Ihr ganzes Körpergewicht nach unten auf das Trampolin ab. Spüren Sie wie leicht ihr Körper dabei wird.

Federn Sie dann abwechselnd mit dem rechten und dem linken Fuß. Sie können die Arme dabei locker hängen lassen oder wie bei der Überkreuzbewegung nach vorne und hinten schwingen. Atmen Sie tief. Spüren Sie, wie sich Ihr Nacken lockert.

Nehmen Sie wahr, wie Ihre Umgebung aussieht. Vielleicht erscheint es bald so, als ob sich alles um Sie herum bewegt und die Landschaft auf und ab hüpft? Hüpfen und bewegen Sie sich auf dem Trampolin, so lange es Ihnen Spaß macht.

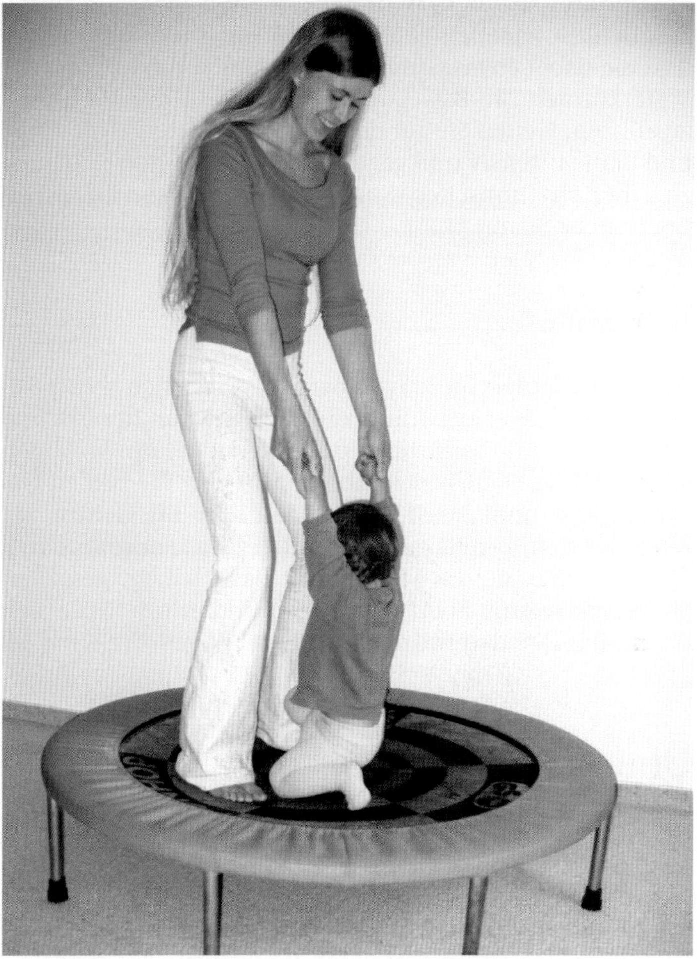

Lockeres Hüpfen auf einem Trampolin regt die Augenbewegung an und entspannt die Augenmuskeln.

Walken

Die modernen Sportarten wie „Walking“ und „Nordic Walking“ haben eine sehr gute Wirkung auf die Sehkraft. Sie steigern die Beweglichkeit der Augen und regen das Zusammenspiel der beiden Gehirnhälften an. Wenn Sie die Möglichkeit haben, im Freien zu walken, denken sie daran, dass Sie dabei etwas Gutes für Ihre Augen tun.

Sie können die Bewegung aber auch in der Wohnung ausführen. Gehen Sie auf der Stelle. Bewegen Sie die Arme und Beine intensiv und gegengleich. Sie können sich auch zu einer rhythmischen Musik bewegen, dann macht es noch mehr Spaß.

Langlaufen

Auch Langlaufen im klassischen Stil wirkt sich sehr positiv auf die Augen aus. Allein die Bewegung an der frischen und klaren Winterluft führt den Augen viel notwendigen Sauerstoff zu. Die Überkreuzbewegung regt die beiden Gehirnhälften und damit das Sehzentrum im Gehirn an. Kenner sagen, Langlaufen setzt auch Glückshormone frei. Wann immer Sie die Möglichkeit dazu haben, genießen Sie die Bewegung beim Langlaufen und erinnern Sie sich daran, dass Sie damit Ihre Sehkraft stärken.

Übung 9 – Fusion

Fusion ist die Fähigkeit von Geist und Gehirn, die ankommenden Bilder beider Augen zu einem einzigen zu verschmelzen. Die Blickrichtung beider Augen wird auf einen bestimmten Punkt ausgerichtet, im Gehirn wird ein stereoskopischer (dreidimensionaler) Seheindruck ausgelöst, den das Gehirn dann als dreidimensionales Bild interpretieren kann. Durch das Verschmelzen der Bilder beider Augen erhalten diese mehr Tiefenschärfe, mehr Farbe und Klarheit. Das Sehen wird schärfer.

Besonders Menschen, die schielen, die doppelt sehen, die unterschiedliche Sehstärken auf beiden Augen haben, oder die Probleme mit dem dreidimensionalen Sehen haben, werden von den Fusionsübungen profitieren. Dabei wird die Koordination der beiden Augen trainiert. Beide Augen lernen, sich gemeinsam auf einen Punkt auszurichten. Dies ist sowohl für Kurzsichtige, als auch für Weitsichtige für das Lesen und das genaue Erfassen der Buchstaben wichtig. Am besten eignet sich dafür die Übung mit der Perlenschnur (Verweis auf Übung 3, Seite im Übungsteil)

Wenn nur ein Auge die Sehleistung übernimmt, wird es anfangs schwierig sein, ein fusioniertes Bild zu erzeugen. Aber zum Beispiel im Anschluss an Übungen mit der Augenklappe, die das ausgeschaltete Auge anregen, können Fusionsübungen immer wieder spielerisch probiert werden. Die Augen werden damit trainiert, gleichzeitig zu schauen.

Wer keine Fusionsprobleme hat ergänzt mit Fusionsübungen die Verbesserung von Brechungsfehlern wie bei Kurz- und Weitsichtigkeit, weil die Augen trainiert werden, genau auf einen Punkt zu schauen. Auch wer viel am Bildschirm arbeitet, d. h. immer auf eine zweidimensionale Fläche schaut, kann mit dem Fusionieren das Sehen entspannen und stärken und das dreidimensionale Sehen trainieren.

Schwarze Punkte

Kopieren Sie die Tafel mit den Punkten und schneiden Sie diese aus, oder decken Sie den Text ab, so dass Sie nur die Punkte sehen.

Halten Sie die Tafel etwa 30 cm oder mehr vor sich oder legen oder stellen Sie diese auf den Tisch vor sich. Betrachten Sie die Tafel in einer Entfernung, in der Sie die Punkte gut sehen können. Sie müssen aber nicht ganz scharf erscheinen.

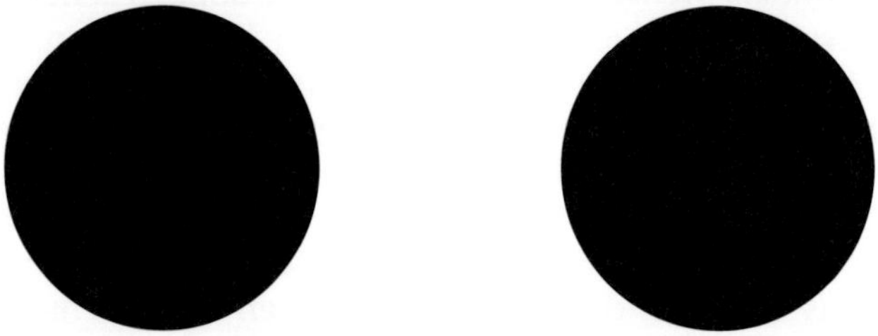

Fusionsübungen fördern die Fähigkeit der Augen und des Gehirns, die Bildeindrücke der beiden Augen zu einem Bild zu verschmelzen.

Fusion in der Divergenz

Richten Sie nun Ihre Aufmerksamkeit auf eine Stelle hinter der Tafel, z. B. auf die Wand, den Boden oder einen Punkt im leeren Raum. Schauen Sie über den Rand der Tafel hinweg oder durch sie hindurch, so dass Sie die Punkte aber trotzdem noch wahrnehmen können. Sie können die Tafel auch ganz dicht an die Nase halten und durch sie hindurch schauen. Atmen Sie tief und bewegen Sie die Tafel dann langsam nach außen. Halten Sie weiterhin den Blick in die Ferne. Irgendwann wird in der Mitte ein dritter Kreis erscheinen. Erscheint dieser Kreis größer? Tritt er aus dem Bild nach vorne auf Sie zu? Wird er kräftiger?

Halten Sie den Blick eine Weile auf dem mittleren Punkt fest. So trainieren Sie das dreidimensionale Sehen. Wenn Sie kurzsichtig sind, trainieren Sie, Ihr scharfes Sehen ein Stückchen weiter in die Ferne zu verlagern.

Fusion in der Konvergenz

Wenn sie weitsichtig sind, sollten Sie die Übung auf die folgende Weise durchführen. Damit trainieren Sie, den Schärfepunkt ein wenig mehr in die Nähe zu verlagern.

Halten Sie die Tafel mit den Punkten in einem Abstand von ca. 30 cm. Halten Sie jetzt einen Zeigefinger zwischen Ihre Nase und die Tafel. Schauen Sie auf den Finger und nehmen Sie die Punkte dahinter trotzdem wahr. Wenn Sie geübter sind, können Sie den Finger auch weglassen und einfach den Blick vor der Tafel im leeren Raum halten.

Sie sehen wieder einen Punkt in der Mitte. Erscheint dieser Kreis jetzt kleiner? Tritt er etwas nach hinten zurück? Auch hier kann es sein, dass Sie ihn tiefer schwarz wahrnehmen.

Bitte beachten Sie!

Prinzipiell sollte man in beide Richtungen trainieren. Für Kurzsichtige ist es aber wichtiger, in der Divergenz zu üben, d. h. hinter die Tafel zu schauen, während Weitsichtige in der Konvergenz (vor die Tafel schauen) ihre Schwierigkeiten haben werden. Wenn es zu anstrengend wird, hören Sie auf und entspannen Ihre Augen.

Auch wenn Sie nicht auf Anhieb den dritten Punkt in der Mitte sehen, entspannen Sie sich, palmieren Sie und versuchen Sie es später noch einmal. Es kann sein, dass Sie zunächst vier Punkte sehen, die sich auseinander oder zueinander bewegen. Alle Fusionsübungen können in der Divergenz oder in der Konvergenz geübt werden.

Schwarze Punkte mit Baum

Gehen Sie mit dieser Tafel genauso vor wie oben beschrieben. Wenn Sie kurzsichtig sind, üben Sie die Divergenz, d. h. Sie schauen hinter die Tafel. Wenn Sie weitsichtig sind, üben Sie die Konvergenz und schauen vor die Tafel.

Wenn Sie den dritten Punkt in der Mitte sehen können, ist er von zwei Bäumen eingerahmt und Sie sehen links und rechts davon jeweils noch einen Punkt. Halten Sie den Blick auf dem Punkt in der Mitte, atmen Sie tief und nehmen Sie wahr, ob er plastisch hervortritt oder nach hinten gleitet.

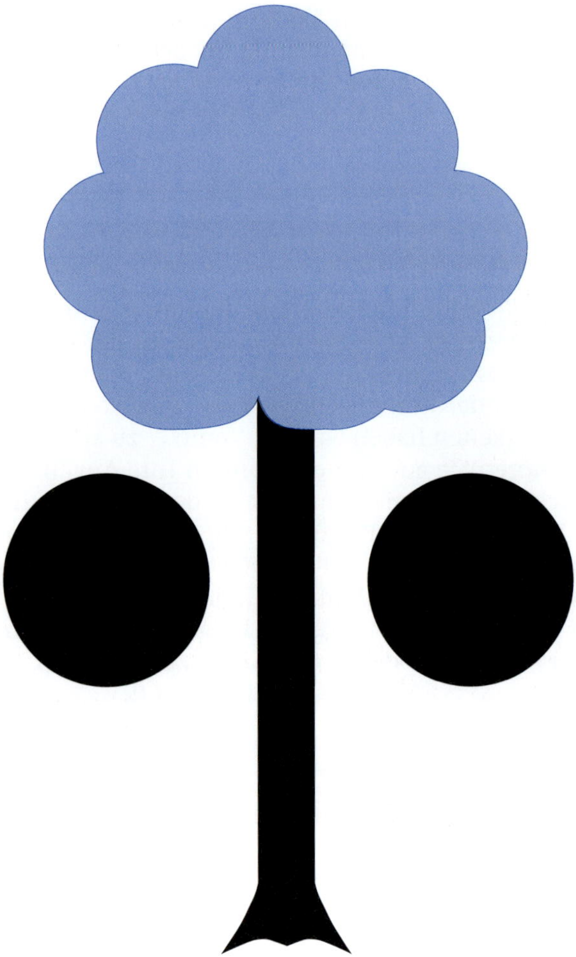

Fusionsübungen helfen sowohl bei Kurzsichtigkeit als auch Weitsichtigkeit, Brechungsfehler zu korrigieren.

Zwei gleiche Bilder

Briefmarken

Kleben Sie zwei gleiche Briefmarken auf eine Karte oder ein weißes Blatt. Verwenden Sie dazu große und bunte Briefmarken mit einem Bild, das Ihnen gefällt und nicht zu viele kleine Einzelheiten enthält. Bringen Sie Ihren Blick vor oder hinter die Karte und sehen Sie in der Mitte noch eine Briefmarke. Je nach Bild kann dieses sehr plastisch erscheinen.

Suchbilder (für Fortgeschrittene)

Spielen Sie mit Suchbildern, die oft in Zeitschriften auf der Rätselseite zu finden sind. Zwei scheinbar gleiche Bilder liegen nebeneinander. Doch darin sind kleine Fehler versteckt. Wenn Sie das Bild mit dem „Fusionsblick“ in der Mitte noch einmal erscheinen lassen, fallen Ihnen die Fehler eventuell gleich auf.

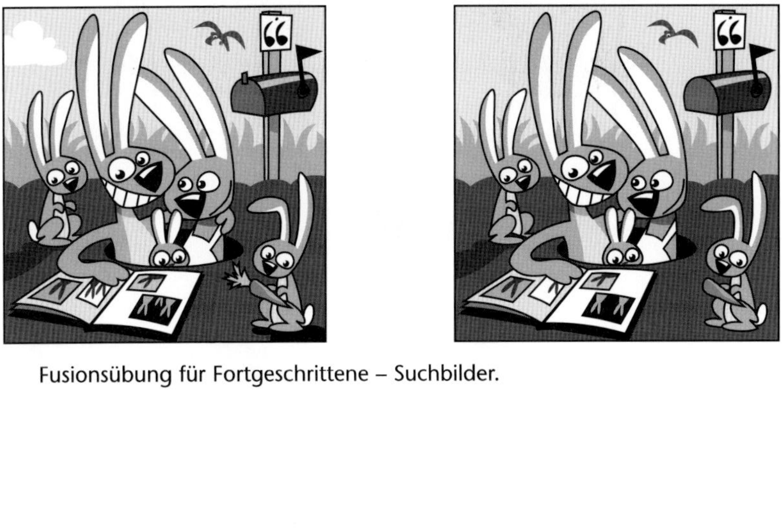

Fusionsübung für Fortgeschrittene – Suchbilder.

Schwebender Daumen (für Fortgeschrittene)

Halten Sie beide Daumen in etwa 20 cm Abstand vor die Nase, mit etwa 5 cm Abstand der Daumen voneinander. Fusionieren Sie entweder in der Divergenz (schauen Sie hinter die Daumen) oder in der Konvergenz (schauen Sie vor die Daumen). In der Mitte entsteht ein verschmolzener Daumen, der zwischen den beiden richtigen Daumen in der Luft schwebt.

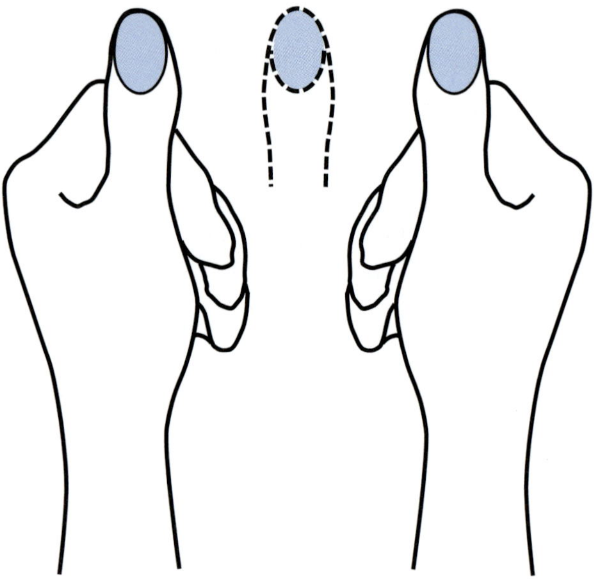

Der Schwebende Daumen für Fortgeschrittene

Übung 10 – Entspannung für die Augen

Palmieren

Machen Sie es sich bequem. Setzen Sie sich an einen Tisch und stützen Sie die Ellbogen auf dem Tisch ab. Reiben Sie Ihre Handflächen gegeneinander und laden Sie diese mit Wärme und Energie auf. Decken Sie Ihre Augen mit den Handflächen ab. Geben Sie das Gewicht des Kopfes an die Hände ab und entspannen Sie den Nacken. Schließen Sie die Augen. Optimal abgedunkelt sind die Augen, wenn sich die Finger beider Hände über der Stirn kreuzen. Achten Sie

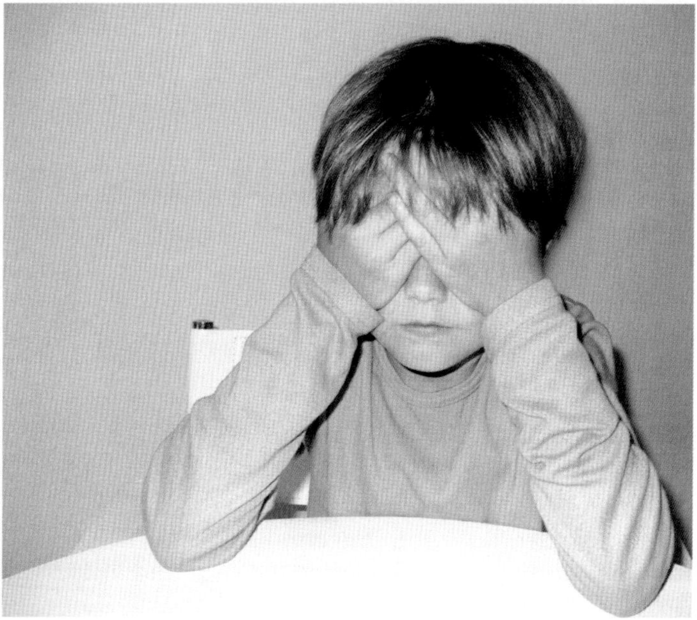

Palmieren – wohltuende Entspannung für die Augen.

darauf, dass die Hände ganz locker und entspannt sind und dass Sie keinen Druck auf die Augengegend ausüben. Lassen Sie die Handflächen wie Kuppeln über den geschlossenen Augenlidern ruhen. Wenn Sie die Übung mit Kindern machen wollen, erklären Sie sie mit einfachen Worten und üben Sie gemeinsam.

Wenn Sie es noch bequemer haben möchten, können Sie sich auch auf den Rücken legen und die Augen abdekken. Anstatt mit den Händen können Sie die Augen auch mit einem Augenkissen zur Augenentspannung abdecken. Diese gibt es in verschiedenen Ausführungen, z. B. naturfarben oder aus farbiger Seide oder Samt, gefüllt mit Hirsespelz und Augentrost oder Lavendel.

Lenken Sie nun Ihre Aufmerksamkeit durch den ganzen Körper. Beginnen Sie bei den Füßen. Achten Sie darauf, dass jeder Teil Ihres Körpers völlig entspannt ist und lassen Sie alle Muskeln los. Achten Sie auf Ihre Atmung. Spüren Sie, wie der Atem ganz ruhig ein- und ausströmt – tief in Ihren Bauchraum. Bei jeder Ausatmung entspannen Sie ein Stückchen mehr. Atmen Sie bei jeder Ausatmung Stress, Verkrampfungen und Muskelanspannungen aus Ihrem Körper aus.

Wenn Ihr Körper völlig entspannt ist spüren Sie die Wärme Ihrer Hände. Stellen Sie sich vor, dass Sie mit der Wärme und Energie der Hände Ihren Augen Heilkraft zuführen. Nehmen Sie auch die Dunkelheit wahr. In der Dunkelheit wird in den Sehzellen neuer Sehfarbstoff, der so genannte Sehpurpur gebildet, der für das Sehen wichtig ist. In der Dunkelheit regeneriert sich Ihr Geist und der ganze Körper.

Spüren Sie nun Ihre Augenmuskeln, die den Augapfel hin und her und auf und ab bewegen. Stellen Sie sich diese wie angespannte Gummibänder vor. Lassen Sie diese Gummibänder, d. h. Ihre Augenmuskeln los. Die Augenmuskeln sind jetzt ganz schlaff, entspannt und locker. Die Augäpfel sinken ein in die weiche und warme Höhle, in der Ihre Augäpfel liegen. Ihre Augen sind jetzt völlig entspannt und gelöst. Während alles was kalt ist, hart und starr ist, sind alle weichen und warmen Körper formbar. Stellen Sie sich jetzt vor, dass Ihre Augäpfel in ihre ursprüngliche gesunde und runde Form zurückkehren. Wenn Sie kurzsichtig sind, sind Ihre Augäpfel vielleicht zu lang, und wenn Sie weitsichtig sind, zu kurz. Stellen Sie sich nun Ihre Augäpfel ganz weich und warm und ebenmäßig rund vor. Bei einer Kurzsichtigkeit von 3,5 Dioptrien ist das eine Abweichung von nur einem Millimeter, bei sieben Dioptrien nur eine Abweichung von zwei Millimeter. Es ist möglich, diese Verformung wieder zu korrigieren! Wenn die Augäpfel rund sind, kann auch Ihr Sehen völlig klar sein. Denken Sie bei allen Phantasiereisen und Visualisierungen daran. Stellen Sie sich alles, was Sie sehen völlig klar vor. Wenn Sie in der Vorstellung klar sehen, wird sich auch das klare Sehen mit offenen Augen einstellen.

Visualisierung

Die folgende Visualisierung können Sie sich vorstellen, selbst auf Band sprechen oder sich von jemandem vorlesen lassen

Visualisierung – Dunkelheit

Stellen Sie sich zunächst die Dunkelheit vor. Die Augen entspannen am tiefsten in der Dunkelheit. Nehmen Sie intensiv die Dunkelheit wahr und vertiefen Sie diese immer mehr. Stellen Sie sich vor, Sie schauen auf eine dunkle Fläche, z. B. einen dunklen See oder den Nachthimmel in einer Neumondnacht. Sie können sich auch ein dunkles Stück Stoff vorstellen. Lassen Sie diese dunkle Fläche sich über Ihr ganzes Gesichtsfeld ausbreiten, über Ihre Sehnerven bis ins Gehirn und in das Sehzentrum. Ihr ganzes Sehen ist jetzt erfüllt von Dunkelheit. Entspannen Sie sich in diese Dunkelheit hinein. Mit jeder Ausatmung vertieft sich die Dunkelheit. Genießen Sie es, einmal nichts mehr anschauen und fixieren zu müssen, sich einfach in der Dunkelheit zu entspannen und Ihre Augen ausruhen zu lassen.

Wenn nach einer Weile wieder Farben und Bilder auftauchen möchten, lassen Sie es einfach zu und kommen Sie langsam wieder in das Tagesgeschehen zurück. Sie können auch mit der Visualisierung fortfahren und sich farbige Objekte vorstellen.

Palmieren Sie zu Phantasiereisen (z. B. auf CDs oder Kassetten). Lassen Sie sich von jemandem eine Geschichte erzählen oder vorlesen. Sprechen Sie selbst Geschichten auf Band und palmieren Sie dazu. Erinnern Sie sich an Spaziergänge, Wanderungen oder Bootsausflüge und sehen Sie alles in Ihrer Vorstellung völlig klar.

Sonnenbaden

Das Sonnenbaden gehört zu den wichtigsten Entspannungsübungen. Sie können es nach jeder anderen Augenübung anwenden um die Augen zu entspannen. Das Sonnenlicht kräftigt jeden Teil der Netzhaut und die Sehzellen werden aktiviert. Durch die Sonnenstrahlen, die durch die geschlossenen Augenlider gefiltert auf die Macula und auf die Zapfen fallen, wird das Farbensehen angeregt. Durch mehr Farbensehen wird das Sehen insgesamt klarer. Umrisse werden deutlicher und schärfer. Durch mehr Helligkeit werden Kontraste stärker wahrgenommen, was für das Lesen von großer Bedeutung ist. Klarheit, Glanz und Leuchtkraft kehren in Ihre Augen zurück. Lichtempfindlichkeit kann allmählich abgebaut werden und durch die Wärme der Sonne entspannen sich die Augen und der ganze Körper.

Führen Sie diese Übung nur bei mittlerer bis schwacher Sonneneinstrahlung durch – also im Sommer nicht zwischen 11.00 Uhr und 15.00 Uhr. Schauen Sie auch niemals mit geöffneten Augen in die Sonne! Dies kann zu irreversiblen Schädigungen der Netzhaut führen. Falls die direkte Sonneneinstrahlung zu intensiv für Sie ist, wenden Sie Ihr Gesicht nur dem Himmel, nicht direkt der Sonne zu, oder gehen Sie in den Halbschatten. Sie können die Übung auch bei bedecktem Himmel durchführen. Die Farbwahrnehmung ist dann nicht so effektiv, aber Sie werden trotzdem davon profitieren.

In den Wintermonaten, wenn die Sonne nur wenig scheint, können Sie ersatzweise als Lichtquelle eine herkömmliche Glühbirne mit circa 100–150 Watt verwenden (Keine Halogenlampe!). Auch hier gilt: niemals direkt ins Licht schauen! Die Lichtquelle sollte so weit von Ihnen entfernt sein, dass Sie die Wärme und das Licht auf Ihren geschlossenen Augenlidern wahrnehmen können und als angenehm empfinden. Wenn Sie die Möglichkeit haben, ziehen Sie auf jeden Fall das Tageslicht oder Sonnenlicht der Lampe vor.

Setzen Sie sich bequem auf einen Stuhl oder stellen Sie sich locker in die Sonne. Achten Sie darauf, dass Ihr Körper aufrecht und gerade ist und die Atmung frei fließen kann. Schließen Sie die Augen. Spüren Sie die Wärme der Sonne und das Licht auf Ihrem Gesicht und auf der Gesichtshaut. Nehmen Sie das Licht und die Helligkeit wahr. Stellen Sie sich vor, dass das Sonnenlicht durch Ihre geschlossenen Augenlider, durch die Hornhaut, die Linse und den Glaskörper hindurch auf die Netzhaut fällt und die Sehzellen anregt und belebt.

Bewegen Sie den Kopf entgegen dem Uhrzeigersinn. Damit wird die rechte Gehirnhälfte und die Wahrnehmung von Bildern angeregt. Kreisen Sie mit einem imaginären Stift auf der Nase um die Sonne. Stellen Sie sich vor, dass dabei alle Sehzellen auf der Netzhaut von den Sonnenstrahlen angeregt werden.

Auf der Macula, der winzigen Stelle des schärfsten Sehens auf der Netzhaut werden jetzt die Zapfen, die für das Farbensehen zuständig sind, ganz besonders angeregt. Vielleicht nehmen Sie jetzt eine Farbe hinter Ihren geschlossenen Augenlidern wahr? Wenn nicht, stellen Sie sich einfach eine Farbe vor. Stellen Sie sich die Sonne in dieser Farbe vor. Umwandern Sie mit Ihrem Stift auf der Nase die Sonne und malen Sie sie aus.

Stellen Sie sich nun die ganze Umgebung um Sie herum in dieser Farbe vor. Der Stuhl oder die Bank auf der Sie sitzen, das Pflaster, auf dem Sie stehen, das Gras, die Steine auf dem Weg, die Bäume und Büsche. Vielleicht hören Sie gerade einen Vogel zwitschern, einen Hund bellen, ein Auto vorbeifahren oder ein Flugzeug am Himmel fliegen, Menschen sich unterhalten oder Kinder spielen –alle erscheinen in Ihrer Farbe. Betrachten Sie noch einmal die ganze Umgebung, die ganze Landschaft, dieses farbige Bild – lassen Sie die Farbe noch einmal ganz intensiv werden. Umwandern Sie noch einmal die Sonne, malen Sie sie aus. Nehmen Sie dieses intensive farbige Licht in sich auf, lassen Sie es über Ihre Augen, über Ihre Atmung in Ihren Körper strömen, lassen Sie sich ganz angefüllt sein von diesem farbigen Licht. Stellen Sie sich vor, dass diese Farbe Ihnen in diesem Moment gut tut. Nächstes Mal kann es eine ganz andere Farbe sein.

Wenn Sie angefüllt sind von Farbe und Licht, senken Sie langsam Ihren Kopf, drehen sich etwas weg von der Sonne und öffnen langsam Ihre Augen.

Nehmen Sie Ihre Umgebung wahr. Sehen Sie die Farben intensiver, die Umrisse klarer, die Strukturen deutlicher? Fällt Ihnen eine Farbe besonders auf? Vielleicht die Farbe, die Sie sich vorgestellt haben? Sehen Sie insgesamt besser und klarer?

Sie können die Übung noch intensivieren, indem Sie nach dem Sonnen palmieren. Decken Sie nach dem Sonnen die Augen ab, ohne sie vorher zu öffnen. Nehmen Sie die tiefe Dunkelheit wahr. Lösen Sie nach wenigen Minuten die Hände wieder von den Augen und lassen Sie die Augen noch geschlossen. Wahrscheinlich erleben Sie jetzt eine ganz intensive Farbwahrnehmung. Je heller die Sonne umso stärker der Effekt. Wiederholen Sie dies einige Male – immer mit geschlossenen Augen. Genießen Sie die Freude an den Farben und die Entspannung und freuen Sie sich am klaren Sehen nach der Übung.

Übung 11 – Gähnen

Kinder leben angeborene, menschliche Bedürfnisse auf natürliche Weise aus. Schon im Kindergarten oder spätestens in der Schule lernen sie, sich in der Gemeinschaft und im öffentlichen Leben den geltenden Regeln gemäß zu verhalten. Dies ist unerlässlich und für das Kind eine wichtige Lernphase. In bestimmten Situationen ist es jedoch wichtig, dem Kind seine Bedürfnisse zu lassen und diese nicht ständig zu unterdrücken.

Eines dieser Bedürfnisse ist das Gähnen. Gähnen locker die gesamte Muskulatur im Gesicht bis hinunter zum Nacken, besonders die verspannte Kiefermuskulatur. Es befreit den Atem und erhöht somit die Sauerstoffzufuhr zu den Augen und ins Gehirn. Gähnen regt den Tränenfluss an und befeuchtet damit die Augen.

Gähnen wie ein Löwe

Gähnen Sie einmal so richtig aus Herzenslust wenn Sie ungestört sind. Strecken und dehnen Sie sich und gähnen Sie dabei. Öffnen Sie den Mund weit und lassen Sie einen Ton heraus. Stellen Sie sich vor, Sie gähnen wie ein Löwe, der nach einem ausgiebigen Mahl zufrieden unter einem Baum liegt.

Um das Gähnen anzuregen, können Sie den Mund weit öffnen und mit den Fingerspitzen beider Hände die Nase reiben. Sie können auch die Kiefergelenke (vor den Ohren) massieren. Öffnen und schließen Sie dabei den Mund und spüren Sie die Bewegung der Gelenke. Gähnen Sie bis die Augen zu tränen beginnen!

Der Yoga-Löwe

Kinder lieben diese Yoga-Übung. Aber auch für Erwachsene ist der Yoga-Löwe eine sehr anregende und kräftigende Haltung. Die Stellung erinnert an einen Löwen in Angriffshaltung. Die Atmung wird vertieft und intensiviert

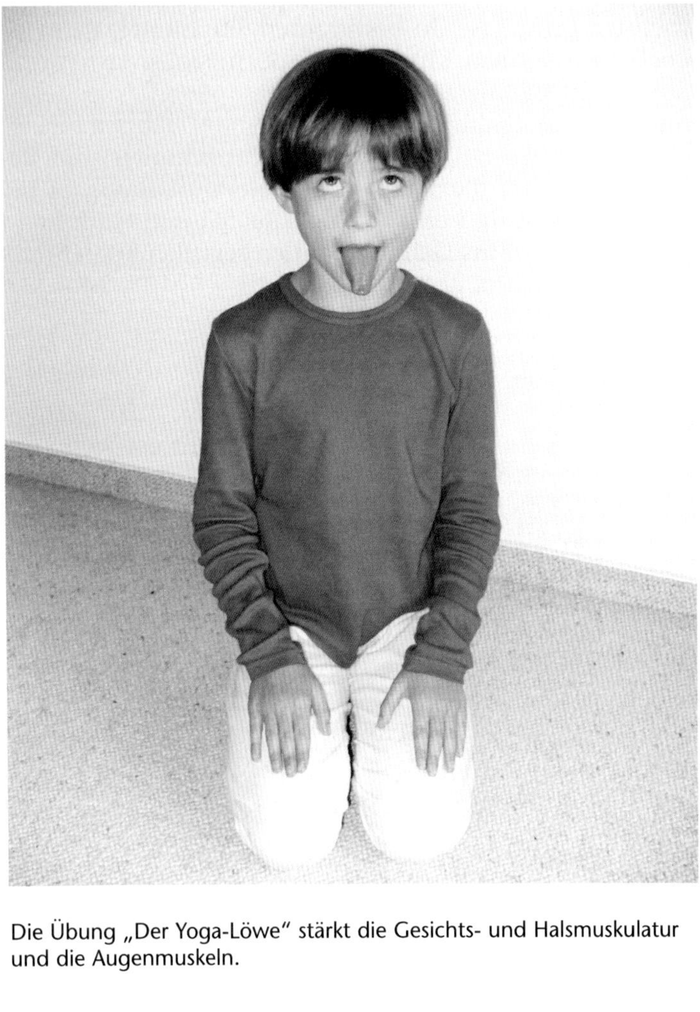

Die Übung „Der Yoga-Löwe" stärkt die Gesichts- und Halsmuskulatur und die Augenmuskeln.

und die Stimme gekräftigt. Blockaden im Kopfbereich, besonders im Augen- und Stirnbereich werden gelöst. Die Übung stärkt die Gesichts- und Halsmuskulatur und die Augenmuskeln. Knien Sie auf dem Boden. Lassen Sie die Zehen zueinander schauen und die Fersen nach außen gleiten. Setzen Sie sich auf die Fersen ab. Stützen Sie sich mit den Handflächen auf den Knien ab. Wenn Sie möchten, spreizen Sie die Finger. Atmen Sie tief ein. Atmen Sie aus und rollen Sie Ihre Augäpfel nach oben. Strecken Sie gleichzeitig die Zunge weit heraus und stoßen Sie einen kräftigen und langen A-Laut aus. Atmen Sie wieder ein und wiederholen Sie die Übung dreimal.

Übung 12 – Das innere Lächeln und die Fünf Elemente

Diese Übung hat ihren Ursprung in China. Nach chinesischer Vorstellung, können alle geistigen, emotionalen, energetischen und materiellen Phänomene des Universums den Fünf Elementen zugeordnet werden. Die Fünf Elemente unterstützen und ergänzen sich in einer festgelegten Reihenfolge. Jedem Element sind bestimmte Organe und Eigenschaften zugeordnet. Über die Meridiane, die Energiebahnen im Körper, fließt nährendes „Qi", Lebensenergie, zu den Organen. Erkrankungen der Augen und Sehprobleme haben der chinesischen Medizin zufolge meist ihre Ursache in einer Störung des Leber- oder des Nierenfunktionskreises.

Wenn wir gesund sind, denken wir kaum einmal an die Funktionen unseres Körpers. Wir erwarten, dass alles wie von selbst und reibungslos abläuft, ohne uns darum zu kümmern. Denken wir nur daran, wie unser Herz unermüdlich schlägt und Blut durch die Adern pumpt, die Nieren tagein tagaus den Salz- und Wasserhaushalt regeln oder die Leber ihren Dienst als Abfallverwerterin leistet. Ohne die Arbeit unserer Lungen mit der Atmung könnten wir innerhalb weniger Minuten nicht überleben.

Mit der Übung „Das innere Lächeln“ schenken wir unseren inneren Organen anerkennende Aufmerksamkeit und verwandeln negative in positive Energie.

Setzen Sie sich aufrecht und bequem auf einen Stuhl oder legen Sie sich auf eine weiche und warme Unterlage auf den Boden.

Schließen Sie die Augen und gehen Sie mit der Aufmerksamkeit durch den ganzen Körper. Entspannen Sie nacheinander alle Körperteile. Beginnen Sie in den Füßen. Die Füße, die Zehen, die Fersen, die Knöchel sind ganz entspannt. Die Waden fühlen sich locker und gelöst an, die Kniekehlen weich und durchlässig. Die Oberschenkel sind entspannt. Das Becken ist breit und locker. Die Wirbelsäule ist aufrecht und gerade. Alle Muskeln im Rücken sind entspannt. Der Schulter- und Nackenbereich ist locker und gelöst. Die Arme und Hände sind schwer und entspannt. Der Kopf liegt schwer auf der Unterlage. Wenn Sie sitzen, stellen Sie sich vor, dass der Kopf von einem feinen goldenen Faden am Scheitelpunkt mühelos in die Aufrichtung gebracht wird.

Die Augen liegen entspannt in den Augenhöhlen. Die Augenlider bedecken die Augen ganz sanft. Lassen Sie nun auf ihrem Gesicht ein Lächeln entstehen. Stellen Sie sich vor, dass Sie einem lieben Menschen zulächeln und auch dieser Sie anlächelt. Sammeln Sie diese lächelnde Energie auf der Mitte Ihrer Stirn, in Ihrem dritten Auge. Lassen Sie von dort die lächelnde Energie in alle Ihre Organe fließen:

Die Leber

Auf der rechten Körperseite unterhalb des Brustkorbs befindet sich Ihre Leber. Lassen Sie die lächelnde Energie sich als grüne Farbe in Ihrer Leber ausbreiten. Fühlen Sie, wie Ihre Leber sich weich und feucht anfühlt. Spüren Sie, wie ein frischer Frühlingswind durch die Leber weht und sie reinigt. Danken Sie der Leber für ihre unermüdliche Arbeit, Schadstoffe aus dem Körper zu transportieren. Wandeln Sie negative Energien wie Ärger und Zorn um in Großzügigkeit, Toleranz und Freundlichkeit. Lassen Sie Klarheit in Ihr Leben einziehen und ermöglichen Sie Ihren Augen dadurch ein klareres Sehen.

Das Herz

Etwas links von der Brustmitte sitzt unser Herz. Lassen Sie zu, dass sich durch die Atmung Ihre Brust weitet und das Herz sich öffnet. Lächelnde Energie breitet sich als rote Farbe in Ihrem Herzen aus. Ihr Herz ist geöffnet und entspannt. Spüren Sie die Wärme des Sommers in Ihrem Herzen. Danken Sie dem Herzen, dass es unaufhörlich schlägt, Blut mit dem richtigen Druck durch den ganzen Körper pumpt und die Organe damit versorgt. Lassen Sie in Ihrem Herzen positive Gefühle wie Liebe, Mitgefühl, Freude und Offenheit entstehen. Harmonie und Freizügigkeit breiten sich in Ihrem Herzen aus. „Sehen Sie mit dem Herzen".

Die Milz

Auf der linken Seite unterhalb des Brustkorbs befindet sich die Milz. Spüren Sie, wie Ihre Milz sich weich, feucht und voll anfühlt. Lassen Sie die lächelnde Energie sich mit der Farbe Gelb in Ihrer Milz ausbreiten. Spüren Sie die Feuchtigkeit des Spätsommers in Ihrer Milz wie den frischen Tau an einem Septembermorgen. Danken Sie Ihrer Milz für die Herstellung von Antikörpern und dafür, dass sie Ihre Immunabwehr stärkt. Wandeln Sie negative Gefühle wie Sorgen und Grübeln um in Ausgeglichenheit, Zuversicht, Hoffnung und Stabilität.

Die Lunge

Hinter dem Brustkorb liegt unsere Lunge. Spüren Sie, wie durch die volle und tiefe Atmung sich die Lungen weiten. Lassen Sie mit der lächelnden Energie weiße Farbe durch Ihre beiden Lungenflügel fließen. Empfinden Sie die Trockenheit des Herbstes wie auf den abgeernteten Feldern. Danken Sie den Lungen für ihre unermüdliche Arbeit, den ganzen Körper mit Sauerstoff zu versorgen und im Gasaustausch Kohlendioxid auszuscheiden. Wandeln Sie Gefühle wie Traurigkeit und Verzweiflung um in Mut, Vertrauen und Entscheidungsfreudigkeit. Lernen Sie, loszulassen und ganz leer zu werden, so dass sich ein Gefühl von Ruhe und Gelassenheit in Ihrer Lungengegend ausbreitet.

Die Nieren

Am Rücken unterhalb der Rippen rechts und links der Wirbelsäule befinden sich unsere Nieren. Lassen Sie die lächelnde Energie als dunkle blauviolette bis tiefschwarze Farbe in Ihre Nieren fließen. Spüren Sie, wie Ihre Nieren sich frisch, kühl und rein anfühlen wie an einem strahlenden, kühlen Wintertag in den Bergen. Danken Sie Ihren Nieren für die Regulierung des Wasserhaushalts, das unablässige Filtern des Blutes und Ausscheiden von Abfallprodukten. Wandeln Sie Gefühle von Angst und Hilflosigkeit um in Mut und Gelassenheit. Stille und Sanftheit breiten sich in Ihrer ganzen Nierengegend aus. Sie blicken ohne Angst und mit viel Freude und Zielstrebigkeit in die Zukunft.

Lassen Sie die lächelnde Energie nacheinander auch in die Gallenblase, den Dünndarm, den Magen, den Dickdarm und in die Blase fließen. Danken Sie auch diesen Organen für ihr tadelloses Funktionieren. Lassen Sie die lächelnde Energie in den ganzen Körper strömen und spüren Sie, wie sich alle Verspannungen auflösen. Alle Muskeln sind jetzt locker und entspannt. Die Gelenke sind weich und geschmeidig. Sie sind ruhig und gelöst. Der Atem fließt ganz von selbst. Lassen Sie die lächelnde Energie noch einmal in Ihre Augen fließen. Spüren Sie Frische und Klarheit in Ihren Augen. Ihre ureigene Heilkraft breitet sich in Ihren Augen aus. Sie erinnern sich daran, wie es war, als Sie ganz klar sehen konnten. Diese Fähigkeit, klar zu sehen, besitzen Sie immer noch. Spüren Sie die Energie in Ihren Augen, die für klares Sehen benötigt wird. Spüren Sie in Ihren Augen ein Leuchten, Strahlen und Funkeln wie in Kinderaugen.

Sammeln Sie zum Abschluss der Übung die lächelnde Energie in Ihrem Nabel, in Ihrem Sonnengeflecht, dem zentralen Energiespeicher. Bewahren Sie dort die lächelnde

Energie auf und denken Sie daran, dass Sie diese jederzeit wieder abrufen können.

Wenn Sie bereit sind, lassen Sie die Atmung wieder etwas intensiver werden und lassen kleine Bewegungen in den Körper kommen. Dann öffnen Sie langsam mit viel Blinzeln wieder die Augen. Wenn Sie aufstehen, dehnen und strecken Sie sich und gähnen Sie aus Herzenslust.

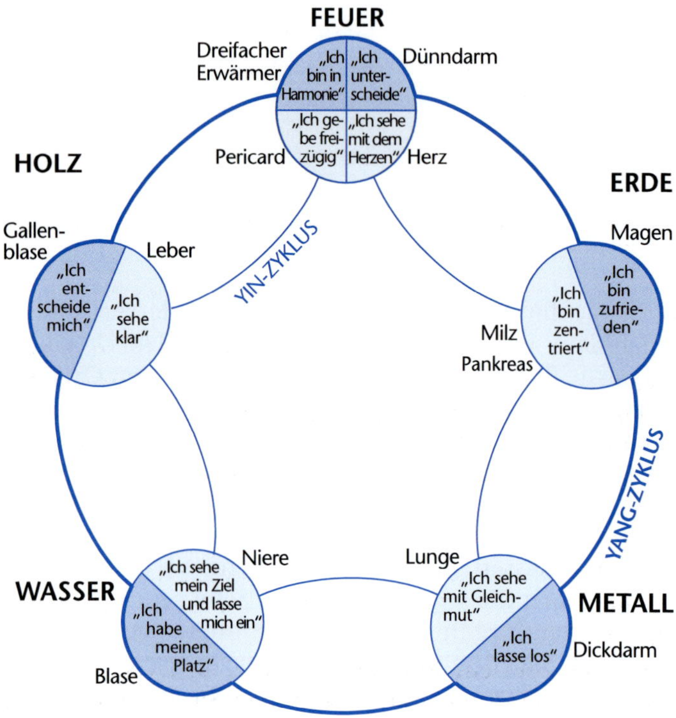

Die Fünf Elemente Theorie aus der Traditionellen Chinesischen Medizin und ihre Bezüge zum Sehen.

Übung 13 – Wellness für die Augen

Augenmassage

Die Augen, insbesondere die Augenmuskeln können wir natürlich nicht so massieren, wie andere Muskeln des Körpers. Es gibt jedoch einige Möglichkeiten, die Augenmuskeln über Anregung der Gegend um die Augen zu entspannen und die Augen leicht zu massieren. Gehen Sie dabei ganz behutsam und liebevoll mit Ihren Augen um. Akzeptieren Sie Ihre Augen so wie sie sind, geben Sie ihnen etwas Gutes, verwöhnen Sie Ihre Augen und bereiten Sie damit die Basis für gutes Sehen.

Schließen Sie die Augen. Klopfen Sie mit den Fingerspitzen die Gegend um die Augen ab. Lassen Sie dabei die Finger ganz locker. Streichen Sie anschließend die Augenbrauen und die oberen Wangenknochen unter den Augen von innen nach außen aus.

Massieren Sie ganz sanft Ihre Augäpfel auf den oberen Augenlidern. Üben Sie dabei keinen Druck aus. Sie sollten die Finger nur ganz leicht wahrnehmen. Je sanfter, langsamer und ruhiger Sie die Bewegung ausführen, umso besser. Palmieren Sie anschließend und lassen Sie Ihre Augen ausruhen.

Sie können auch die Gegend um die Augen herum massieren. Damit entspannen Sie Ihre Augen nach einem anstrengenden Tag. Entspannte Augen fördern zudem einen ruhigen Schlaf.

Benutzen Sie ein Massageöl, wie z. B. Avocado- oder Mandelöl oder Kakaobutter. Verteilen Sie das Öl um die Augen herum. Achten Sie darauf, dass das Öl nicht in die Augen gerät. Beginnen Sie an der Nasenwurzel und massieren Sie mit leichten kreisenden Bewegungen an den Augenbrauen entlang nach außen. Verfahren Sie ebenso an der unteren Seite der Augen. Streichen Sie anschließend die Gegend um die Augen herum aus.

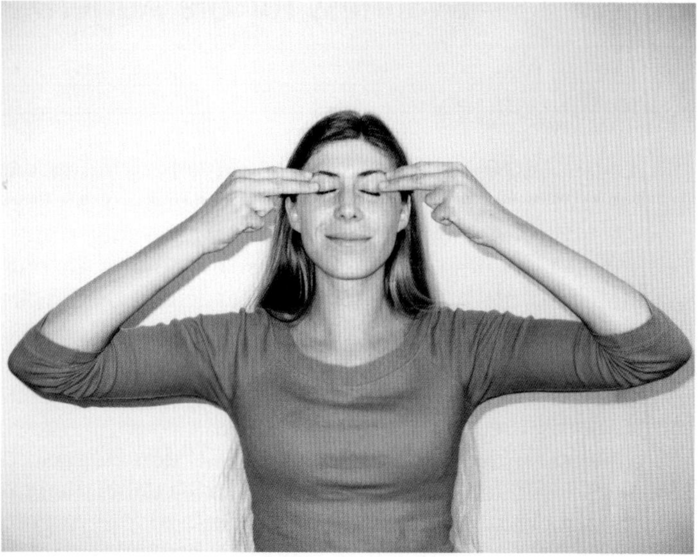

Eine sanfte Augenmassage entspannt die Augenmuskeln und fördert einen ruhigen Schlaf.

Kompressen für die Augen

Nach einem anstrengenden Arbeitstag, besonders am Bildschirm, können Augenkompressen wahre Wunder wirken.

Wie der Name schon sagt ist der Augentrost das herausragende Heilmittel für die Augen. Die Pflanze wirkt lindernd bei allen entzündlichen Augeninfektionen wie Gerstenkorn, Bindehaut- und Lidentzündung und tränenden Augen. Aber auch andere Tees und Kräuter eignen sich als Kompressen für die Augen, z. B. Kamille, Ringelblume, Fenchel und Schafgarbe. Kamille ist für ihre entspannende, ausgleichende und antiseptische Wirkung bekannt. Bei schmerzenden und entzündeten Augen wirken Augenkompressen oder Augenspülungen mit Kamille sehr wohltuend.

Ringelblume wirkt antibakteriell, entzündungshemmend und lässt Schwellungen zurückgehen. Fenchel wirkt gegen Entzündungen und regt die Ausscheidung von Flüssigkeit an.

Auch die ätherischen Öle der Schafgarbe wirken entzündungshemmend und antiseptisch. Schafgarbe regt die Ausscheidung an und reinigt den Körper von Giften. Kompressen aus grünem und schwarzem Tee wirken erfrischend. Augenumschläge aus grünem Tee haben sich außerdem als hautstraffend gegen Tränensäcke und verquollene Augen nach einer langen Nacht bewährt.

Bereiten Sie einen Tee nach Vorschrift. Tränken Sie zwei Wattepads darin und drücken Sie diese leicht aus. Achten Sie darauf, dass die Wattepads nicht zu heiß sind. Legen Sie die Kompressen noch warm auf die geschlossenen Augenlider. Genießen Sie die Entspannung so lange es Ihnen angenehm ist.

Übung 14 – Meditation in die einzelnen Augen

Genauso wie bei der Übung mit den Fünf Elementen, bei der wir eine Reise durch den Körper machen, kann es für das Sehen sehr hilfreich sein, mit den Augen in Kontakt zu treten. Die wenigsten Menschen haben jemals ihre Augen befragt, was diese denn eigentlich brauchen. Lassen Sie uns eine meditative Reise in die Augen antreten.

Machen Sie es sich ganz bequem. Setzen Sie sich auf einen Stuhl, in einen Sessel oder legen Sie sich auf den Rücken. Schließen Sie die Augen und gehen Sie mit der Aufmerksamkeit durch den ganzen Körper. Entspannen Sie nacheinander alle Körperteile. Beginnen Sie in den Füßen. Die Füße, die Zehen, die Fersen, die Knöchel sind ganz entspannt. Die Waden sind locker und entspannt, die Kniekehlen weich und locker. Die Oberschenkel sind entspannt. Das Becken ist breit und locker. Der Rücken ist locker und entspannt. Der Schulter- und Nackenbereich ist locker und gelöst. Die Arme und Hände sind schwer und entspannt. Der Kopf ist ganz locker und entspannt. Die Augen liegen entspannt in den Augenhöhlen. Die Augenlider bedecken die Augen sanft.

Gehen Sie jetzt mit Ihrer Aufmerksamkeit in Ihr linkes Auge. Spüren Sie Ihr Auge. Wie fühlt es sich an? Was nehmen Sie wahr? Ist das Auge angespannt, brennt es, fühlt es sich groß oder klein an? Liegt es weit vorne oder wohlig und gemütlich in der Augenhöhle? Steht es unter Druck oder fühlt es sich schön weich und feucht an?

Fragen Sie Ihr linkes Auge, wie es sich fühlt, wie es ihm geht. Fragen Sie Ihr linkes Auge, was es braucht. Fragen Sie Ihr linkes Auge, was Sie dafür tun könnten, damit es ihm besser geht. Vielleicht fallen Ihnen noch mehr Fragen ein. Lassen Sie sich Zeit mit den Fragen. Warten Sie ab, bis wirklich eine Antwort kommt. Stellen Sie sich vor, Sie geben jetzt Ihrem linken Auge, das was es wirklich braucht. Wie fühlt es sich jetzt an? Wie sieht Ihr linkes Auge? Was sagt Ihr linkes Auge?

Richten Sie dann Ihre Aufmerksamkeit auf Ihr rechtes Auge. Wie fühlt dieses sich an? Was spüren Sie? Liegt es genau an der gleichen Stelle wie das linke Auge, oder weiter vorne bzw. hinten? Steht es mehr unter Druck oder weniger? Was nehmen Sie wahr? Fragen Sie Ihr rechtes Auge, wie es sich fühlt, wie es ihm geht. Fragen Sie auch Ihr rechtes Auge, was es braucht. Fragen Sie Ihr rechtes Auge, was Sie dafür tun könnten, damit es ihm besser geht. Stellen Sie sich vor, Sie geben jetzt Ihrem rechten Auge, das was es wirklich braucht. Wie fühlt es sich jetzt an? Wie sieht Ihr rechtes Auge? Was sagt Ihr rechtes Auge?

Danken Sie Ihren beiden Augen für das Gespräch. Versprechen Sie, Ihr Bestes zu tun, um ihnen zu helfen. Senden Sie Ihren Augen heilende und liebevolle Energie.

Ganz oft kommt es vor, dass Augen sich unterschiedlich anfühlen, da eins weiter vorne sitzt als das andere. Die Ursache dafür könnte sein, dass das Keilbein, ein Knochen der Schädelbasis, verkeilt ist. Hier könnte eine Craniosacrale Therapie oder Osteopathie unterstützend helfen. Oft haben die Augen aber auch unterschiedliche Bedürfnisse. Während das eine mehr Ruhe braucht, würde sich das andere vielleicht lieber bewegen.

Verweilen Sie noch einen Moment in der Stille. Wenn sie dazu bereit sind, öffnen Sie wieder Ihre Augen. Beschäftigen Sie sich noch eine Weile mit diesem Thema. Wenn Sie gerne schreiben, notieren Sie Ihre Erfahrungen. Vielleicht möchten Sie Ihre Gefühle lieber in Bildern ausdrücken. Malen Sie das Erlebte der beiden Augen mit Farben Ihrer Wahl. Solche Bilder sind oft sehr aussagekräftig. Sprechen Sie auch mit einem Ihnen nahe stehenden Menschen darüber.

Übung 15 – Erstellen eines Stammbaums

Um die Familiensituation besser zu verstehen, kann es sehr hilfreich sein, einen Stammbaum zu erstellen. Dies klingt ganz einfach, erfordert aber etwas Zeit und Geduld. Schauen Sie sich einmal einen Stammbaum bei jemandem an, damit Sie sehen, wie Sie technisch an diese Aufgabe herangehen.

Sprechen Sie mit Ihren Eltern, Großeltern, Onkeln, Tanten oder anderen Verwandten, die Ihnen noch Geschichten aus Ihrer Familie erzählen können. Ältere Menschen sind oft sehr dankbar, wenn sie gefragt werden und aus ihrer Vergangenheit erzählen können. Lassen Sie sich viel Zeit für solche Gespräche. Schauen Sie alte Fotos dabei an. Erinnerungen kommen dann meist leichter ins Gedächtnis zurück. Wenn Sie mit älteren Familienmitgliedern reden, kommen manchmal die unglaublichsten und interessantesten Geschichten zu Tage. Vieles wird Ihnen vielleicht dadurch schon verständlicher. Sie können plötzlich verstehen, warum Ihre Mutter oder Großmutter sich so oder so verhalten haben. Auch wenn Sie zu einem Therapeuten oder in eine Gruppe gehen und Ihre Familie aufstellen, haben Sie schon ein bisschen Vorarbeit geleistet, indem Sie einen Stammbaum erstellt haben. So können Sie leichter und schneller in die Therapie einsteigen.

Übung 16 – Sehen mit einem Auge

Eine interessante Erfahrung ist es, einmal die Erlebniswelt eines einzelnen Auges zu entdecken. Wer unterschiedliche Sehstärken hat, kann mit diesen Übungen auch das schlechter sehende Auge trainieren und das besser sehende Auge entspannen.

Decken Sie dazu ein Auge mit einer Augenklappe ab. Entdecken Sie, wie Sie die Welt mit nur einem Auge wahrnehmen. Malen Sie, schreiben Sie, tanzen Sie, führen Sie leichte Tätigkeiten mit einem Auge aus. Machen Sie eine Augenübung, wie z. B. den Nah-Fern-Schwung, die Überkreuzbewegung, die Krabbelspiele und Trampolinspringen. Wie fühlt es sich an, nur mit einem Auge zu sehen? Wie klar sehen Sie? Was empfinden Sie?

Tragen Sie die Augenklappe nur kurze Zeit und nur, so lange es Ihnen Spaß macht. Probieren Sie auch aus, wie Ihre Körperkoordination damit funktioniert, wenn Sie z. B. nach etwas greifen wollen.

Übung 17 – Erden

Gutes Sehen setzt einen guten Energiefluss im Körper und zu den Augen voraus. Wenn die Energie gut fließt, sind wir in unserer Mitte verankert. Eine gute Möglichkeit, innere Balance zu finden, sind Atemübungen und Übungen, die uns erden und zentrieren.

Die beste Beschäftigung sich zu erden ist Gartenarbeit und alles, was mit der Natur zu tun hat: Rasen mähen, Unkraut jäten, Pflanzen umtopfen oder neu pflanzen, Kräuter oder Pilze sammeln, Beeren pflücken, Holz hacken oder in der Landwirtschaft mithelfen. Aber auch Geschirr spülen, putzen, aufräumen oder Auto waschen, basteln, handwerken (besonders mit Holz oder Ton) sind Tätigkeiten, die uns in die Gegenwart bringen, wenn sie bewusst ausgeführt werden. Auch künstlerisches Gestalten wie malen, zeichnen, bildhauern und modellieren sind wunderbare Möglichkeiten, sich zu erden.

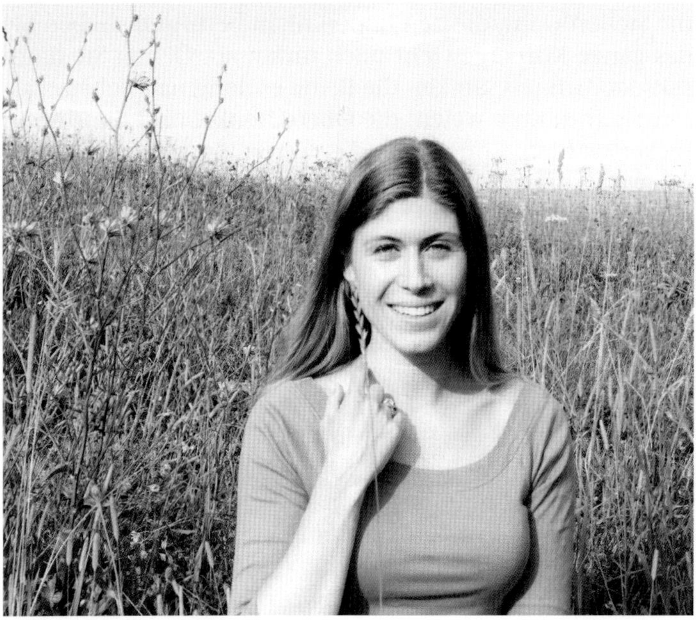

Gutes Sehen setzt einen guten Energiefluss voraus. Nutzen Sie jede Gelegenheit, in die Natur zu gehen.

Wurzeln schlagen

Optimal ist es, wenn Sie diese Übung barfuß im Garten ausführen können. Wenn Sie im Raum üben, ziehen Sie die Schuhe aus. Stehen Sie hüftbreit. Stampfen Sie zuerst mehrmals mit einem Bein auf den Boden. Schauen Sie dabei in die Ferne, gähnen Sie, seufzen Sie, lassen Sie einen Ton kommen.

Stampfen Sie dann mit dem anderen Bein. Seufzen, stöhnen und gähnen Sie wieder. Wie fühlen Sie sich dabei? Wie ist Ihr Sehen danach?

Stehen Sie dann mit beiden Beinen parallel. Schließen Sie die Augen. Spüren Sie den Kontakt Ihrer Füße mit der Erde. Spüren Sie die Stellen Ihrer Füße, die den Boden berühren: die Zehen, die Ballen, die Fersen. Nehmen Sie auch die Stellen wahr, die den Boden nicht berühren. Geben Sie das ganze Körpergewicht nach unten ab. Gehen Sie dann mit der Aufmerksamkeit die Beine entlang nach oben. Lassen Sie Ihre Knie weich, die Oberschenkel und die Hüften locker werden. Spüren Sie das untere Ende Ihrer Wirbelsäule, das Steißbein. Stellen Sie sich von dort eine dünne silberne Schnur vor, mit der Sie mit dem Zentrum der Erde verbunden sind. Richten Sie jetzt in der Vorstellung Ihre Wirbelsäule auf. Dabei lösen sich die Wirbel voneinander, es entsteht mehr Platz für die Bandscheiben. Die Bandscheiben füllen sich mit Flüssigkeit und entlasten die Wirbelsäule. Die Schultern sind locker und etwas nach hinten gezogen. Der Kopf sitzt locker auf der Wirbelsäule, der Schwerpunkt etwas nach vorne verlagert. Das Kinn sinkt etwas nach unten, der Nacken ist lang. Stellen Sie sich am Scheitelpunkt am Hinterkopf einen dünnen Silberfaden vor, der Ihre Wirbelsäule sanft aufrichtet und Sie mit dem Universum verbindet.

Gehen Sie dann mit der Aufmerksamkeit wieder in Ihre Füße. Spüren Sie die Verbindung zur Erde. Lassen Sie in der Vorstellung Wurzeln in die Erde wachsen. Wie dick sind diese Wurzeln? Wie weit gehen Sie nach unten? Verzweigen Sie sich mehr in die Breite? Spüren Sie, wie stark Sie mit der Erde verwurzelt sind.

Stellen Sie sich jetzt Ihren Rumpf als Baumstamm, Ihren Körper als Baum vor. Wie ist der Stamm? Dick, dünn, wie hoch? Wie ist die Rinde? Stellen Sie sich die Äste vor. Sind es viele, sind sie sehr verzweigt? Gibt es Blätter, Nadeln, Früchte? Welche Farbe haben die Blätter, die Früchte? Gibt es Vögel oder andere Tiere, die sich in der Baumkrone niedergelassen haben?

Welcher Baum sind Sie? Stehen Sie allein, in einer Gruppe oder in einem Wald? Stehen Sie auf einer Anhöhe oder im flachen Land? Fühlen Sie sich wohl dabei oder würden Sie gerne etwas verändern?

Lassen Sie den Wind mit Ihrem Stamm spielen, lassen Sie den Körper in Bewegung kommen und leicht von vorne nach hinten oder zur Seite schwingen. Lassen Sie dann die Wurzeln sich langsam wieder lösen. Kommen Sie zurück ins Tagesbewusstsein und öffnen Sie mit Blinzeln die Augen. Spüren Sie noch eine Weile die Verbundenheit mit der Erde.

Energieatmung

Auch eine Intensivierung der Atmung erleichtert das „Ankommen" in der Realität, in der Gegenwart. Die Energieatmung bringt die Atmung in Schwung und versorgt den ganzen Körper und die Augen mit neuer Energie.

Stehen Sie locker und aufrecht, die Beine etwa hüftbreit, die Knie entspannt. Lassen Sie die Arme locker nach unten hängen. Bringen Sie die Fingerspitzen zusammen und lassen Sie die Handflächen nach oben zeigen. Atmen Sie ein und heben Sie die Hände vor dem Körper bis in Brusthöhe. Drehen Sie die Handflächen nach unten und atmen Sie wieder aus. Gehen Sie dabei ganz leicht in die Knie. Drehen Sie die Handflächen wieder um und atmen Sie ein, lassen Sie die Handflächen nach unten zeigen und atmen Sie wieder aus. Atmen Sie durch die Nase ein und durch den Mund aus. Machen Sie tiefe, lange Atemzüge.

Bringen Sie die Hände ein Stück weiter nach oben bis in Augenhöhe und gehen Sie in der Ausatmung etwas tiefer.

Stellen Sie sich vor, dass Sie bei jeder Einatmung frischen Sauerstoff und neue Energie aufnehmen und in Ihre Augen lenken. Lassen Sie bei jeder Ausatmung Schlacken und Abfallstoffe und alles Überflüssige aus Ihren Augen in die Erde abgleiten. Wiederholen Sie die Atmung so oft es Ihnen Spaß macht. Beenden Sie die Übung indem Sie bei der letzten Einatmung die Hände auf den Bauch legen. Der Bauch ist das größte Energiereservoir des Körpers. Speichern Sie dort die aufgenommene Energie.

Anhang

Glossar

Akkommodation: Fähigkeit des Auges zur Anpassung der Brechkraft. Durch die Akkommodation ist es möglich, Gegenstände in unterschiedlicher Entfernung scharf zu sehen

Astigmatismus: Hornhautverkrümmung

Autonomes Nervensystem: Nerven, die nicht dem Einfluss des Willens und des Bewusstseins untergeordnet sind und Vitalfunktionen des Körpers regeln

Bilateral: beidseitig

Binokulares Sehen: Sehen mit zwei Augen

Blicksteuerung: Das Zusammenspiel beider Augen, das eine optimale Fusion ermöglicht

Chiasma Opticum: Sehnervenkreuzung

Corpus callosum: Balken des Gehirns, Querverbindung zwischen den beiden Gehirnhälften

Craniosacral-Therapie: Methode mit der es möglich ist, Blockaden und Fehlstellungen im Körper zu lösen

Degeneration: Entartung von zellulären Strukturen und Funktionen infolge von Schädigung der Zellen

Divergenz: Bewegungen der Augen nach außen (Richtung Ohren)

Double Bind: Mitteilungen auf der Inhaltsebene widersprechen sich auf der Beziehungsebene. Es kommt zu einer Doppelbotschaft, die zu Irritationen führen kann.

Emmetropie: Normalsichtigkeit

Emmetropisierungsprozess: Prozess der zur Normalsichtigkeit führt. Achsenlänge und Brechkraft des Auges stehen nach erfolgreichem Abschluss im richtigen Verhältnis zueinander

Esophorie: latentes Einwärtsschielen

Exophorie: latentes Auswärtsschielen

Fixation: Festhalten des Blickes auf einen bestimmten Gegenstand

Fovea centralis: Makula oder auch gelber Fleck. Die Stelle des schärfsten Sehens und des Farbensehens auf der Netzhaut, die nur Zapfen enthält

Funktionaloptometrist: Optiker, der Visualtraining bzw. Verhaltensoptometrie anbietet

Fusion: Fähigkeit des Gehirnes, die Bilder des rechten und linken Auges zu einem Bild zu verschmelzen

Heterophorie: latentes Schielen. Bei Heterophorie ist die Augenstellung in der Ruhelage nicht korrekt. Bei den meisten Menschen wird die Fehlstellung mit Hilfe der Fusion kompensiert

Homolateral: gleichseitig, die gleiche Körperseite betreffend

Hyperphorie: latentes Höhenschielen

Keilbein: Sphenoid. Knochen im Schädel im Bereich der Schläfen, an dem die sechs Augenmuskeln der einzelnen Augen befestigt sind

Konvergenz: Bewegung der Augen nach innen (Richtung Nase), beim Betrachten naher Gegenstände

Läsion: Verletzung

Lateralität: Seitigkeit. Bevorzugung einer Körperhälfte (z. B. einer Hand)

Limbisches System: Das limbische System ist eine Funktionseinheit des Gehirns, die der Verarbeitung von Emotionen und der Entstehung von Triebverhalten dient.

Makula: siehe Fovea centralis

Metabolische Störungen: Störungen des Stoffwechsels und die dazugehörigen Symptome

Mikrostrabismus: siehe Heterophorie oder latentes Schielen

Monokulares Sehen: Sehen mit einem Auge

Mouche volantes: Die „fliegenden Mücken" sind meist harmlose Glaskörpertrübungen im Auge

Muskeltonus: Spannungszustand der Muskulatur

Nystagmus: Augenzittern, unwillkürliche, rhythmische Augenbewegungen

Ophthalmologe: Augenarzt

Osteopathie: Methode mit der es möglich ist, Blockaden und Fehlstellungen im Körper zu finden und sanft zu lösen

Palmieren: Abdecken der Augen mit den Handflächen (von engl.: palm = Handfläche, palming)

Parasympathikus: Der in der Entspannung aktive Teil des vegetativen Nervensystems. Gegenspieler des Sympathikus

Peripheres Sehen: Sehen mit dem gesamten Gesichtsfeld

Presbyopie: Alterssichtigkeit

Ressource: Quelle. Sämtliche zur Verfügung stehenden Mittel, die vorhanden sind, um eine bestimmte Aufgabe zu lösen

Rudimentär: in Ansätzen bzw. in wichtigen Teilstücken

Sakkaden: Mikrobewegungen des Auges. Kurze Sprünge des Auges beim Betrachten eines Bildes oder dem Lesen von Texten

Sehschärfe/Visus: Die Fähigkeit des Auges, feine Details eines Objekts in einer bestimmten Entfernung wahrzunehmen

Selektieren: auswählen

Skotom: Ausfall eines Teils des Gesichtsfeldes, z. B. durch Verletzung der Netzhaut oder des Sehnervs

Stäbchen: Sehnervenzellen, vor allem in der Peripherie der Netzhaut, die beim Dämmerungssehen (Hell-Dunkel-Sehen) aktiv sind

Stereosehen: räumliches Sehen

Stereoskopisches Sehen: Bei beidäugiger Betrachtung eines Gegenstandes entsteht im Gehirn ein räumlicher Eindruck

Sympathikus: Der in der Anspannung aktive Teil des autonomen Nervensystems. Gegenspieler des Parasympathikus

Vergenz: Bewegungen der Augen nach innen (Richtung Nase) oder nach außen (Richtung Ohren)

Visualisierung: Vorstellung innerer Bilder

Visuelles System: Gesamtheit der Organe, die zum Sehen benötigt werden: das Auge (= optischer Apparat), der Sehnerv mit der Sehnervenkreuzung und sämtliche für das Sehen wichtige Gehirnbereiche

Visuelle Wahrnehmung: Wahrnehmung der Umwelt über das Sinnesorgan Auge

Viszerales Nervensystem: Das viszerale Nervensystem wird auch autonomes Nervensystem oder vegetatives Nervensystem genannt

Winkelfehlsichtigkeit: siehe Heterophorie bzw. latentes Schielen

Zapfen: Sehnervenzellen, vor allem in der Makula, die für das Farbensehen und scharf Sehen verantwortlich sind

Ziliarmuskel: Ringmuskel, der die Linse bei der Akkommodation bewegt

Literatur

Block, J.Richard/ Yuker, Harold E.: Ich sehe was, was Du nicht siehst. Goldmann, 1996

Bowlby, John: Frühe Bindung und kindliche Entwicklung. Reinhardt Verlag, 2001

Butollo, Willi/ Krüsmann, Marion/Hagl, Maria: Leben nach dem Trauma. Über den therapeutischen Umgang mit dem Entsetzen. Pfeiffer bei Klett-Cotta, 2002

Fischer, Burkhart: Blickpunkte. Neurobiologische Prinzipien des Sehens und der Blicksteuerung. Verlag Hans Huber, 1999

Hätscher-Rosenbauer, Wolfgang: Augenschule. Das Übungsbuch. Mit 80 farbtherapeutischen Tafeln. Südwest-Verlag, 2002

Hellinger, Bert: Ordnungen der Liebe. Carl Auer Systeme, 2001

Kaplan, Roberto: Bewusstes Sehen. Verwandle dein Leben durch deine Augen. Verlag Integral, 2001

Klinghardt, Dietrich: Lehrbuch der Psychokinesiologie. Verlag Hermann Bauer, 1998

Levine, Peter A./Frederik, Ann: Traumaheilung. Das Erwachen des Tigers. Synthesis Verlag, 1998

Lusseyran, Jacques: Das wiedergefundene Licht. Klett-Cotta, 1985

Madelung, Eva/Innecken, Barbara: Im Bilde sein. Carl-Auer-Systeme-Verlag, 2003

Ostermeier-Sitkowski, Uschi: Augentraining. Besser Sehen mit und ohne Brille. Knaur Verlag, 2005

Ostermeier-Sitkowski, Uschi: Augenfitness am Computer. Entspanntes Sehen am Bildschirm. Verlagsgruppe Lübbe, 2002

Reim, Martin: Augenheilkunde. Enke Verlag, 1993

Ruppert, Franz: Trauma, Bindung und Familienstellen. Seelische Verletzungen verstehen und heilen. Pfeiffer bei Klett-Cotta, 2005

Ruppert, Franz: Verwirrte Seelen. Der verborgene Sinn von Psychosen. Kösel Verlag, 2002
Schaeffel, F.: Das Rätsel der Myopie. Universitäts-Augenklinik Tübingen. Springer Verlag, 2002
Schwartz, Richard C.: Systemische Therapie mit der inneren Familie. Pfeiffer bei Klett-Cotta, 1995
Vogel, Susanne: Augenerkrankungen – alternativ behandelt. L. Stackmann Verlag KG. München, 1998

Bildnachweis

Fotos:	Uschi Ostermeier-Sitkowski
Grafiken:	paper-back gmbh, München
	Suchbild S. 167, Mirek Kolar

Adressen

Informationen zu Seminaren, Fortbildungen
und Einzelberatungen erhalten Sie bei:

Marianne Wiendl
Ganzheitliche Sehberatung, Systemische Augentherapie,
Augenakupunktur, Kinesiologie
Luitpoldstr. 1a
82319 Starnberg-Söcking
Telefon: 0 81 51/91 15 30
Info@mariannewiendl.de
www.mariannewiendl.de

Uschi Ostermeier-Sitkowski
Ganzheitliche Sehberatung, Augenakupunktur, Yoga,
Ferienseminare in Österreich und Griechenland
Oberhofer Straße 28
87471 Durach/Kempten
Telefon: 08 31/6 06 47
info@augentraining-praxis.de
www.augentrainig-praxis.de

Weitere Informationen und Adressen,
sowie einen Veranstaltungskalender
für den süddeutschen Raum bekommen Sie über das
„Münchner Forum für Gesundes Sehen“,
Gisela Wesche-Nielsen
Telefon: 0 89/7 69 40 79
www.sehforum.de

Kontakte in ganz Deutschland erhalten Sie über den
Verein für GESUNDES SEHEN e.V.
Barbara Brugger
Telefon: 04 21/4 94 04 62
www.verein-gesundes-sehen.de